Jan Rein

DAS
PUPS-TABU

Was wirklich gegen Blähungen hilft –
und dem Darm guttut

Wilhelm Heyne Verlag
München

Dieser Titel erschien bereits in einer früheren Fassung und mit anderer
Ausstattung bei Books on Demand unter der ISBN 978-3-7392-1958-5.

Sollte diese Publikation Links auf Webseiten Dritter enthalten,
so übernehmen wir für deren Inhalte keine Haftung, da wir uns diese nicht
zu eigen machen, sondern lediglich auf deren Stand zum Zeitpunkt der
Erstveröffentlichung verweisen.

Alle Hinweise und Empfehlungen in diesem Buch dienen ausschließlich der
prophylaktischen Gesundheitserhaltung und der Wohlbefindenssteigerung
als Vorsorgemaßnahme für körperlich gesunde Menschen. Konsultieren Sie
bitte einen Arzt, sollten Sie somatische Erkrankungen, Störungen oder
Beschwerden mit Krankheitswert haben. Eine Haftung des Autors beziehungsweise des Verlags und seiner Beauftragten für Personenschäden ist
ausgeschlossen.

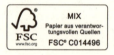

Verlagsgruppe Random House FSC® N001967

2. Auflage
Originalausgabe 11/2017

Copyright © 2017 by Wilhelm Heyne Verlag, München,
in der Verlagsgruppe Random House GmbH,
Neumarkter Straße 28, 81673 München
Umschlaggestaltung: Hauptmann & Kompanie Werbeagentur,
Zürich, unter Verwendung eines Fotos von © Laura Merten
Illustrationen: © Doris Baumgart
Satz: Satzwerk Huber, Germering
Druck: GGP Media GmbH, Pößneck
Printed in Germany
ISBN: 978-3-453-60425-4

www.heyne.de

INHALT

Einleitung 13

Laut und tödlich 16
So viel Wind um nichts?..................... 19

Teil 1: Tabus regieren die Welt 23

Die ältesten Gesetze der Menschheit 23
Namenlos 26
Der Sinn und Unsinn von Tabus................. 29
Menschlichkeit ist tabu....................... 33
    Tabumaskerade............................ 33
    Von Körperfunktionen, Mord und
    Behinderung.............................. 35
    Das Pups-Tabu 38
Tipps für die Praxis.......................... 41

Teil 2: Mein persönliches Pups-Tabu 45

Pampersrocker................................. 46
Vorstadtrebell................................. 48
Das Henne-Ei-Problem: Was war zuerst da –
Essstörung oder Blähungen?.................... 51
    Essstörung................................. 52
    Blähungen 54
Wie kann ich Ihnen helfen?..................... 57
Scheiß auf die Broschüre 61
Stuhlproben-Blues.............................. 63
Das längste Jahr............................... 66

Teil 3: Verdauung verstehen............... 71

Wie wir verdauen 71
    Die Reise beginnt 74
    Ganz schön sauer 76
    Nebenschauplätze........................... 77
        Leber 78
        Gallenblase 79
        Pankreas 80
    Die menschliche Tankstelle................... 82
    Dickes Ding................................. 83
        Unsere bessere (und größere) Hälfte......... 85
    Auf dem stillen Örtchen 89
Was wir verdauen 92
    Die Hauptdarsteller 94

Kohlenhydrate	95
Fette	98
Proteine	100
Klein, aber oho!	103
Wasser	103
Warum wir pupsen	106
Die Entstehung eines Pupses	106
Gasbildung im Verdauungstrakt	106
Verschluckte Luft	108
Anatomie eines Darmwinds	109
Wie oft ist noch normal?	114
Depressiv furzt es sich besser	118
Geschlechterkampf: Mr. und Mrs. Fart-a-lot	120
Teil 4: Die Low FART Diet, was sonst noch gegen Blähungen hilft und was ganz sicher nicht	125
Gesunde Verdauung nach Michelangelo	129
Das Pups-Pareto-Prinzip	131
Stufe 1: Die Low FART Diet	133
Warum die Low FART Diet wirkt	134
Bevor es losgeht	138
Wenig heißt nicht nichts	138
Verzicht heißt Ersatz	139
Low F – Flatulent foods	139
Nicht jedes Böhnchen gibt ein Tönchen	140
Fluch und Segen: Ballaststoffe	145

Lösliche vs. unlösliche Ballaststoffe	147
Resistente Stärke	149
Isolierte Ballaststoffe	150
Der Gluten-Komplott	151
Zöliakie	152
Glutenunverträglichkeit	153
Milch: Gut für Kalb und Mensch?	154
Obst ist gesund, aber …	155
Süßer Blähbauch	158
Süßstoffe	158
Zuckeraustauschstoffe	162
Der Eiweißpups	166
Geruchsbelästigung	167
Low FA – Aerophagie	168
Leise Getränke	168
Von Kaugummis in losen Mundwerken	170
Rauchen	171
Low FAR – Rebellis intestinalis	172
Den Systemfeind ausfindig machen mithilfe des Ernährungstagebuchs	173
Deine persönliche Low FART Diet	177
Low FART – Thieves	179
Eigenbeschuss	180
Schadensbegrenzung: Probiotika	182
Probiotika und ihre Wirkung	184
Präbiotika	187
Die Low FART Diet – Das Wichtigste im Überblick	187
Die Vorgehensweise	187

Die Lebensmittelliste........................	189
Vorübergehend meiden	192
Stufe 2: Lifestyle................................	194
Psyche..	194
Statussymbol Stress	196
Weniger (Pups-)Stress durch richtiges Atmen	197
Die Drei-Minuten-Atemübung	199
Schlaf den Blähbauch weg	201
Essverhalten....................................	203
Morgens wie ein Kaiser ... Oder doch nicht?..	203
Preußische Pünktlichkeit am Esstisch	204
Fast Food...................................	206
Genussmittel...............................	207
Kaffee	207
Alkohol	210
Sündigen will gelernt sein..................	212
Bewegung.......................................	216
Dem Blähbauch davonlaufen................	217
Sportliche Blähungen	221
Stufe 3: Extras..................................	223
Gewürze und Kräuter	225
Nahrungsergänzungsmittel...................	230
Nützliche Nahrungsergänzungsmittel?.......	235
Einläufe	237

Teil 5: Die Natur kennt keinen Anstand 243

Über den Wolken muss der Blähbauch wohl
grenzenlos sein 244
Pupsen beim Sex: Erotisch ist anders............. 247

Teil 6: Rezepte 251

Süßes und Fruchtiges 252
    Hirsebrei mit Banane und Walnüssen.......... 252
    Low-FART-Porridge.......................... 253
    Chia-Kokos-Pudding......................... 254
    Pancakes mit Papayapüree 255
    Mandel-Zimt-Muffins 256
    Würzig-süßer Kakao 257
Herzhaftes und Eingelegtes 258
    Avocado-Reiswaffeln 258
    Grüner Hirsesalat............................ 259
    Fenchel-Orangen-Salat 261
    Mediterraner Kichererbsensalat................ 262
    Buchweizen-Blutorangen-Salat à la
    Lena Pfetzer................................. 263
    Sommerlicher Buchweizensalat à la
    Sofia Konstantinidou 264
    Soba-Nudelsalat mit Mandel-Miso-Soße 265
    Tomaten-Zucchini-Suppe 267
    Süßkartoffelscheiben in Tomaten-Kichererbsen-
    Soße 268

Gefüllter Kürbis 269
Kartoffel-Linsen-Stampf mit Gemüse 271
Injera 272
Sauerkraut 274
Kimchi 275
Ingwerwasser 277

Zu guter Letzt 279

Fart proudly 279
Häufig gestellte Fragen 281
Empfehlungen 286
   Zum Lesen 287
   Zum Anschauen 287

Dank 289

Quellen 293

EINLEITUNG

In den letzten 24 Stunden haben rund 111 Milliarden Pupse das Licht der Welt erblickt. Und jeder von uns steuert seinen Anteil dazu bei – im Schnitt 15 Mal pro Tag. Mal laut, mal leise, mal geruchsneutral, mal mit markanter Duftnote. Meist schaffen wir es, sie in angemessenen Momenten rauszulassen. Weil wir nicht wissen, was uns die Luft im Bauch beschert, wenn sie mit der Außenluft in Kontakt tritt, sind wir dankbar für die Fähigkeit, einen Pups zurückhalten zu können. Und geht das Ganze doch mal schief, wird's peinlich.

Doch warum eigentlich? Ein Erwachsener pupst in etwa so oft, wie er lacht. Der Unterschied: Wir zeigen uns gerne lachend, aber pupsend? Das muss nicht sein! Ob auf Fotos oder Videos in den sozialen Netzwerken, beim Date oder Vorstellungsgespräch, im Fernsehen oder Radio – Lacher sieht und hört man überall. Doch wo bleiben die Pupse? Schaut man sich die Statistik an, müssten sie uns doch genauso oft begegnen.

Die Verdauung – und insbesondere ihre hör- und riechbaren Begleiter – gilt in unserer Kultur als Tabuthema. Jede

Gesellschaft kennt sie – jene Dinge, die man nicht tut, über die man nicht spricht oder an die man gar nicht erst denkt. Es scheint, als entständen Tabus umso willkürlicher, je fortschrittlicher eine Gesellschaft ist. Während bei vielen Naturvölkern das Hören, Riechen und Sehen alltäglicher Körperausscheidungen zur Normalität gehört, verstecken wir unsere animalischen Wurzeln nur zu gerne hinter Deos, Duftsprays oder Musikbeschallung auf stillen Örtchen.

Schafft es doch mal ein Pups in die Öffentlichkeit, handelt es sich oft um ein Stilmittel zur Belustigung. Witze waren schon immer eine Art, mit Tabus umzugehen. Im geschützten humoristischen Raum lassen sich nicht nur Gesellschaft und Politik einfacher kritisieren, auch Tabubrüche gehen leichter von der Hand. In Filmen wimmelt es nur so vor Pupsszenen. So zum Beispiel in *Jay und Silent Bob schlagen zurück*, wo sich die Schauspielerin Ali Larter mit akrobatischer Grazie an Laserstrahlen, die bei Berührung einen Alarm auslösen würden, vorbeiwindet – und nach einem Sprung pupst. Das lautstarke Malheur löst nicht nur den Alarm aus, sondern sorgt auch für herzhafte Lacher beim Zuschauer. Eine attraktive Frau, die furzt? Das passt nicht in unser Bild der durchtrainierten Schönheit.

Die Macher der Komödie *Harold & Kumar* setzen ebenfalls auf geschlechterbezogene Unterschiede im Umgang mit Fäkalgeräuschen. Um den Tabubruch perfekt zu machen, zeigt der Film wie zwei junge Frauen »Wurst versenken« spielen – eine Abwandlung von »Schiffe versenken«, die in der Originalfassung »Battleshits« heißt. Auf einem öffentlichen Klo furzen und kacken sie lautstark um die Wette, während sich die zwei männlichen Protagonisten Harold und Kumar in der Toilettenkabine zwischen den Damen verstecken und ihren Ekel darüber nicht verbergen können. Auch Ben Stiller wird in *Nach 7 Tagen – Ausgeflittert* Zeuge eines Frauenpupses. Als seine Frau Lila, gespielt von Malin Åkerman, die Kuschelszene im Bett verlässt, um Pipi zu machen, hört man ein scheinbar eindeutiges Geräusch aus dem Bad. Doch Lila gibt zu verstehen, dass es nicht das gewesen sei, woran ihr Mann gedacht haben könnte – sondern ein *Flatus vaginalis*. Ein Vaginalpups.

Wer glaubt, dass Filme aus früheren Jahrzehnten in dieser Hinsicht prüder waren, sollte sich *Blazing Saddles* aus dem Jahr 1974 anschauen. In einer der berühmtesten Szenen des Streifens sitzen elf Cowboys um ein Lagerfeuer, essen Bohnen und starten ein Rülps- und Pupskonzert, das seinesgleichen sucht. Ähnliche Szenen finden sich in unzähligen weiteren Filmen, darunter *Austin Powers*, *Wahnsinn ohne Handicap*, *Rain Man*, *Shaun of the Dead*, *Dumm und Dümmehr* und *Der mit dem Wolf tanzt*. Und immer ist der Sinn eines Filmfurzes klar: Er soll für Lacher sorgen.

Auch vor unserem von visuellen Medien dominierten Zeitalter setzten sich Menschen mit Darmwinden auseinander. Benjamin Franklin, einer der Gründerväter der USA, veröffentlichte ein Essay mit dem treffenden Titel »Fart Proudly« (zu Deutsch: »Furze mit Stolz«). Auch vor und nach ihm schrieben und schreiben Menschen über Flatulenzen und die damit einhergehenden Tabus. Mit

Aristophanes, Hippokrates, Dante Alighieri, William Shakespeare, François Rabelais, Victor Hugo und Sigmund Freud befindet sich Ben Franklin also in bester Gesellschaft. Dass auch Frauen kein Problem damit haben, ihre Gedanken über das Furzen zu Papier zu bringen, beweist Whoopi Goldberg in ihrer Aufsatzsammlung *Book* aus dem Jahr 1997. Darin widmet sie dem für viele Menschen immer noch als frivol geltenden Thema unter dem Titel »Wind« ein ganzes Kapitel. Wie passend, dass sie schon mehrfach in TV-Sendungen pupste.

Und auch wir Normalos bedienen uns häufig des Geräuschs eines Darmwinds. Die Klausur ging mal wieder richtig in die Hose? – Unsere Antwort: eine Furztrompete mit dem Mund. Wir gähnen vor Langeweile, während Tante Hilde zum zwölften Mal von Erikas schlimmer Frisur erzählt – und denken: Das interessiert mich einen feuchten Furz. Die neue Referendarin ist zum ersten Mal in Klasse 2B – und wird von Achselfürzen in Empfang genommen. Du siehst es: Pupse – egal ob echt oder nachgeahmt – sind überall.

Laut und tödlich

Auch wenn es die beschriebenen Beispiele nicht gerade vermuten lassen: Blähungen sind für viele Menschen kein Grund zur Freude. Im Extremfall kann die Peinlichkeit, die durch einen Pups entsteht, sogar zum Tod führen, wie Jim Dawson in *Who Cut the Cheese? A Cultural History of the Fart* schreibt. Demnach berichtete Richard Jobson, ein Entdecker aus dem 17. Jahrhundert, dass Mitglieder des Ashanti-Stammes im heutigen Ghana extreme Panik davor hatten, ein laues Lüftchen vor Fremden rauszulassen. Jobson dokumentierte in seinen Aufzeichnungen, dass sich ein älteres Stammesmitglied aufhängte, nachdem er sich vor seinem Häuptling gebeugt und dabei versehentlich gepupst hatte. Der Mann schämte sich wortwörtlich zu Tode.

Auch wenn nur in extremen Ausnahmefällen tatsächliche Lebensgefahr von Blähungen ausgeht, sind sie ein echtes Problem für viele Millionen Menschen. Jeder, der sich ständig aufgebläht fühlt und häufig übel riechende Winde ablässt, weiß wovon ich spreche. Zudem gehen Blähungen oft mit anderen Verdauungsbeschwerden wie Krämpfen, Durchfällen, Verstopfung oder Sodbrennen einher. Und so kommt es, dass ich dieses Buch schreibe, weil ich genau das selbst erlebt habe.

Meine Leidensgeschichte erstreckte sich über zwei Jahre. In dieser Zeit lebte ich aus Angst vor unkontrollierbaren, übel riechenden Flatulenzen zurückgezogen. Zudem litt ich an einer Essstörung und an Sportsucht. Ich wurde depressiv und vernachlässigte zunehmend die Beziehungen zu geliebten Menschen. Ich schämte mich – für meinen Körper und die Gase, die aus ihm herauskamen. In der akuten Phase meiner Blähungsodyssee zählte ich bis zu 80 Fürze pro Tag. Verglichen mit dem eingangs beschriebenen Normwert von 15, klingt das heute selbst für mich erschreckend. Lange Zeit sträubte ich mich wegen des Tabus, öffentlich übers Pupsen zu sprechen, vor Arztbesuchen.

Ich fürchtete mich selbst vor den exzessiven Ausmaßen, die die menschliche Natur annehmen kann. Statt Hilfe zu suchen, verkroch ich mich lieber stillschweigend hinter einer Fassade aus Wut, Aggression und Selbsthass. Als ich nach langem Ringen mit mir selbst endlich über meinen Schatten springen konnte und zum Arzt ging, schien es zu spät zu sein. Nach monatelangem Wartezimmermarathon bei verschiedenen Medizinern und Heilpraktikern, wurde ich mit der Diagnose Reizdarm nach Hause geschickt. Aussicht auf Besserung? Fehlanzeige.

Wütend zerriss ich die ernüchternde Reizdarm-Infobroschüre, die mir mein damaliger Gastroenterologe gegeben hatte, und beschloss, das Zepter selbst in die Hand zu nehmen. Sollte mein Leben denn wirklich so weitergehen? Bestimmt von der Angst vor dem nächsten Furz und seinem Geruch wollte ich ganz gewiss nicht leben. Also begann ich mit nächtelangen Recherchen, auf die unzählige Selbstexperimente folgten. Im Kampf gegen die Blähungen bahnte ich mir über viele Monate hinweg den Weg durch das Wirrwarr mal mehr, mal weniger hilfreicher Tipps. Etliche kleine Fortschritte und Rückschläge später, bin ich heute an einem Punkt angekommen, an dem es mir besser geht als jemals zuvor. Die Blähungen sind Geschichte. Und viel wichtiger noch: Ich fühle mich endlich wohl in meinem Körper.

So viel Wind um nichts?

Denke ich heute an die Tage zurück, die von früh bis spät von meinem Blähbauch bestimmt waren, frage ich mich: »Ist es wirklich nötig, ein Buch *darüber* zu schreiben?« Denn in aller Regel sind Flatulenzen nichts, worüber wir uns sorgen müssten. Jeder pupst. Egal wie alt, welches Geschlecht, ob dick oder dünn. Fürze sind unsere täglichen Begleiter – genauso wie Magenknurren, Gähnen oder Niesen. Zudem sorgen sie dafür, dass unliebsame Gase aus unserem Körper entweichen, und bei einer geregelten Verdauung vergeht oft ein ganzer Tag, ohne dass wir sie überhaupt bewusst wahrnehmen.

Doch ich will das Pups-Tabu brechen und darüber sprechen, damit Menschen, die – wie ich einst – darunter leiden, sich besser verstanden fühlen. Deshalb möchte ich in diesem Buch all meine Erfahrungen und Erkenntnisse mit dir teilen. Dabei stütze ich mich nicht nur auf Selbstexperimente, sondern auf die herausragende Unterstützung vieler Experten. Dazu zählen unter anderem der Lehrstuhlinhaber für Sprachgebrauch und Therapeutische Kommunikation an der Europa-Universität Viadrina Frankfurt (Oder) Prof. Dr. Hartmut Schröder, der Klinikdirektor des HELIOS Klinikums Krefeld Prof. Dr. med. Thomas Frieling, der Gastroenterologe, Forscher und Buchautor Dr. Alessio Fasano aus Boston sowie Nick Haslam, Buchautor und Professor für Psychologie an der Universität Melbourne. Dank ihres fachkundigen Rats, ihrer Hinweise und Einblicke konnte ich meinen eigenen Erfahrungen und Recherchen mehr Tiefgang verleihen und sie in diesem Buch zusammentragen.

Egal ob du »nur« mehr über Blähungen und Tabus im menschlichen Miteinander erfahren willst, dich im Büro unangenehm aufgebläht fühlst und effektive Tipps dagegen suchst oder selbst an übel riechenden Dauerflatulenzen leidest und einfach nicht mehr weiterweißt – genau für dich habe ich dieses Buch geschrieben!

Beginnen möchte ich mit einer allgemeinen Einführung in das wundersame Reich der Tabus. Wir werden den Sinn und Zweck von Tabus hinterfragen und herausfinden, warum selbst Körperfunktionen mit Tabus belegt sind, wann sie helfen können – und wann sie schaden.

Im zweiten Teil erzähle ich dir ein bisschen mehr über meine persönliche Blähbauchodyssee. Danach wirst du sicher nachvollziehen können, warum genau ich auf die Idee zu diesem Buch kam.

Warum pupsen wir überhaupt? Welche Gase sind für die üblen Gerüche verantwortlich? Und welchen Einfluss haben Psyche, Geschlecht und Lebensstil auf ihre Entstehung und den Umgang mit ihnen? Im dritten Teil des Buchs gehen wir diesen Fragen nach und schauen uns die Grundlagen der Verdauung und Ernährung an. So lässt es sich besser verstehen, mit welchen Mitteln und Strategien wir unsere Verdauung langfristig optimieren können.

Im vierten Teil wird es praktisch. All die Grundlagen, die du bis dahin gelernt haben wirst, münden in einen effektiven Ernährungsfahrplan, den ich *Low FART Diet* getauft habe. Ich werde dir außerdem zeigen, wie du in deinem Alltag einen Blähbauch vermeiden kannst und mit welchen Tricks du deine Verdauung individuell optimieren kannst. Dabei wirst du auch sehen, was überhaupt nichts bringt und im schlimmsten Fall sogar schaden kann.

Warum die Natur keinen Anstand kennt und wir Blähungen einfach als Teil unseres Lebens akzeptieren müssen, auch wenn die Umstände noch so unpassend erscheinen, schauen wir uns im fünften Teil an.

Im Bonuskapitel sechs zeige ich dir schließlich, welche leckeren Rezepte sich auf Basis der *Low FART Diet* zaubern lassen. Außerdem habe ich dort häufig gestellte Fragen beantwortet und eine Liste mit Literatur- und Videotipps für dich zusammengestellt.

TEIL 1

TABUS REGIEREN DIE WELT

»The naked truth is still taboo.«
– Bob Dylan

Die ältesten Gesetze der Menschheit

Lord Voldemort ist eines der berühmtesten Beispiele für ein Sprachtabu in der jüngeren Literaturgeschichte. Dass eine der zentralen Figuren in Joanne K. Rowlings Romanreihe *Harry Potter* vor allem als »Der, dessen Name nicht genannt werden darf« beschrieben wird, zeigt die tiefe Verwurzelung von Tabus in Kunst und Kultur. Statt den dunklen Magier einfach beim Namen zu nennen, werden Umschreibungen genutzt. Der Name ist Mythos. Unnahbar. Unaussprechlich. Unheimlich. Tabus sind jedoch keine Erfindung, um Romanen Spannung zu verleihen; Tabus sind real. Manchmal sind sie so subtil, dass sie auf den ersten Blick nicht zu identifizieren sind. Andere sind offensichtlicher und gesellschaftlich akzeptiert. Tabus sind so alt wie die Menschheit selbst. Nicht umsonst gelten sie als die ältesten Gesetze der Menschheit. Tabus sind meist nicht rational begründet. Sie anzuzweifeln verbietet sich von selbst. So sind gesetzliche Regelungen und formelle Sanktionen überflüssig.[1] Man hält sich einfach daran.

Wie genau Tabus entstanden sind oder entstehen, ist strittig. Wieso sie auch heute noch in jedem Einzelnen von uns reifen, hingegen nicht. Die Brutstätte von Tabus und Verboten ist unsere Kindheit. Nachvollziehbar wird es, wenn wir uns drei Sätze ins Gedächtnis rufen, die wir sicherlich alle von unseren Eltern gehört haben:

1. Das macht man nicht.
2. Das gehört sich nicht.
3. Das sagt man nicht.

Tabus werden ganz selbstverständlich von Generation zu Generation weitergegeben. Wir haben sie von unseren Eltern übernommen, unsere Eltern wiederum wurden von ihren Eltern durch die drei genannten Aussagen sozialisiert. So erbt jede Generation und schließlich die Gesellschaft als Kollektiv Tabus als zentrale Elemente von Recht und Ordnung. Schließlich werden auch wir die eigenen verinnerlichten Tabus in bester Absicht an unsere Kinder weitergeben. Ohne Herkunft, Sinnhaftigkeit und Kontext zu hinterfragen, wird dem Nachwuchs nahegelegt, bitte nicht in der Öffentlichkeit zu popeln, den Genitalbereich zu inspizieren oder – als kleine Prinzessin – breitbeinig zu sitzen. Das macht man eben nicht. Denn wer will schon in einer vor sich hin popelnden und in aller Öffentlichkeit pupsenden Gesellschaft leben?

Richard D. Lewis schreibt dazu treffend:[2] »In unserer eigenen Kultur sagt uns ein Verhaltenskodex, was richtig und falsch, angemessen und unangemessen, ehrenhaft oder anrüchig ist. Dieser Kodex, der von Eltern und Lehrern vermittelt und von Freunden und Zeitgenossen bestätigt wird, umfasst nicht nur grundsätzliche Werte und Überzeugungen, sondern auch Vorschriften für ein korrektes Benehmen [...] in allen möglichen Lebenslagen.«

Was in Familien, Glaubensgemeinschaften und unter Angehörigen desselben Kulturkreises funktioniert, leidet im interkulturellen Miteinander. Unsere globalisierte und miteinander vernetzte Welt zeigt, dass Tabus nicht überall gleichermaßen gelten. Interkulturelle Tabubrüche gehören zur Tagesordnung. Was hierzulande tabu ist, ist anderswo völlig normal, zum Teil sogar erwünscht – und umgekehrt. Ungeniertes Rülpsen, Pupsen und Rauchen in chinesischen Restaurants verblüfft beispielsweise Reisende aus dem Westen (kulturabhängig). Um einem Tabuparadox zu begegnen, bedarf es keiner Reise nach Übersee. Auch unser Alltag hält einige scheinbar widersprüchliche Situationen bereit. Etwas für andere Staaten Selbstverständliches war für Deutsche aufgrund der Nazi-Vergangenheit lange Zeit tabu: das Schwenken der Landesflagge. Erst 2006 wurde während der

WM in Deutschland im Fußballrausch kollektiver Tabubruch begangen. Gefühlt jedes Auto mutierte zum mobilen Sinnbild des zurückerlangten Nationalstolzes und fuhr die schwarz-rot-goldene Flagge spazieren (kulturabhängig). Wie die alten Römer in Latrinen mit bis zu 50 Fremden ganz selbstverständlich und frei von Geschlechtertrennung das große Geschäft zu erledigen, wäre heute undenkbar (zeitabhängig). Halb nackte YouTube-Stars, die in vulgärster Sprache völlig schamlos mit ihren Teenie-Zuschauern über Sexstellungen sprechen? Ganz normal für Millennials. Eltern schütteln den Kopf (generationsabhängig).

Namenlos

Als James Cook und seine Mitsegler gegen Ende des 18. Jahrhunderts das polynesische Wort »tapu« (beziehungsweise »ta pu«) von ihrer Südseereise mit zurück nach Europa brachten, ahnten sie nicht, welche Lücke sie damit schließen würden. Schnell fand der Begriff (übrigens eines der wenigen Wörter aus den Südseesprachen, die es in unseren Sprachgebrauch geschafft haben) Einzug in den Wortschatz der Engländer, um das »Andere und Fremde«[3] zu beschreiben. Es war für die reisenden Europäer »ein zentraler Ausdruck [...], um zu erklären, was nicht innerhalb ihres Konzeptes der Vernunft zu erklären war«. Was man sich darunter vorstellen kann? Beispielsweise Kannibalismus und Promiskuität. Es ist bemerkenswert, dass der Begriff »Tabu« bis zur Jahrhundertwende ausschließlich zur Beschreibung von

Naturvölkern verwendet wurde. Die ach so aufgeklärten Kulturvölker hatten bis dato schlichtweg kein Wort für die ältesten Gesetze der Menschheit. Dass man den Teufel nicht beim Namen nennen und die Tochter des Königs nicht berühren durfte, war klar. So klar, dass kein Wort dafür nötig war. Mehr Ausdruck könnte man der subtilen Macht von Tabus wohl kaum verleihen. Nachdem sich Sigmund Freud in *Totem und Tabu* dem Begriff angenommen hatte, hielt er in Folge endgültig Einzug in den Sprachgebrauch der aufgeklärten Welt. Seither wird über die eigentliche Bedeutung diskutiert und der Begriff im alltäglichen Gebrauch längst nicht mehr im ursprünglichen Sinn verwendet.

Und trotzdem sind es gerade interkulturelle Tabubrüche, die uns die Tragweite des Phänomens vor Augen führen. Hierzulande sind Hunde bestenfalls *am* Mittagstisch erlaubt. Ein Hundegulasch *auf* dem Tisch ist tabu. Der Aufschrei von westlichen Tierliebhabern ist groß, wenn sie vom chinesischen Hundefleisch-Festival in Yulin hören. Solche Tabus zeigen uns auf emotionale Weise ihre Relativität. Sie sind eben nicht in unseren Genen verankert. Tabus sind kulturabhängig. Tabus sind Ansichtssache. Aufgrund der Komplexität von Tabus, möchte ich in diesem Buch bei dieser vereinfachten Darstellung bleiben: *Tabus sind Dinge, die man nicht tut, über die man nicht spricht und an die man nicht denkt.*

Außerdem gibt es ohnehin nicht nur eine Definition des Tabubegriffs. Schlägt man den Duden auf – oder schaut, wie es sich im digitalen Zeitalter gehört, im Internet nach –, findet man folgende Definitionen:[4]

1. Verbot, bestimmte Handlungen auszuführen, besonders geheiligte Personen oder Gegenstände zu berühren, anzublicken, zu nennen, bestimmte Speisen zu genießen.
2. Ungeschriebenes Gesetz, das aufgrund bestimmter Anschauungen innerhalb einer Gesellschaft verbietet, bestimmte Dinge zu tun.

Die erste Definition ist in unserem Kontext irrelevant. Sie bezieht sich auf den historischen Tabubegriff, um völkerkundlich fremde Kulturen zu beschreiben. Im Verlauf der letzten Jahrzehnte entwickelte sich der Begriff »Tabu« im Alltagsgebrauch zu dem, was die zweite Duden-Definition beschreibt: Konventionen des sozialen Kodex einer Gemeinschaft. Um es mit den Worten des Ethnologen Horst Reimann zu sagen, sind Tabus »gesellschaftliche ›Selbstverständlichkeiten‹ und erhalten so eine wichtige soziale Funktion der Verhaltensregulierung, der Etablierung von Grenzen, der Anerkennung von Autoritäten, zum Beispiel zur Sicherung von Eigentums-, Herrschaftsverhältnissen und bestimmter sozialer Ordnungen«.[5] Vereinfacht ausgedrückt: Tabus sind ungeschriebene kulturelle Gesetze.

Als ich den Sprachwissenschaftler Prof. Dr. Hartmut Schröder im Rahmen meiner Recherche fragte, ob es eine einheitliche Definition des Begriffs »Tabu« gäbe, verneinte er. Im ersten Moment war ich enttäuscht. Wie sollte ich diesen zentralen Begriff überhaupt verstehen oder gar angemessen darstellen? Doch dann stieß ich dank Prof. Dr. Schröder auf ein Zitat des Kommunikationswissenschaftlers Gerhard Maletzke: »Jede Kultur kennt *Tabus*, also strikte Verbote, die man nicht ungestraft verletzen darf: Gegenstände, die man nicht berührt; Orte, die man nicht betritt; Wörter, die man nicht ausspricht.«[6]

Welches sind die Gegenstände, die du nicht berührst? Wo liegen die Orte, die du nicht betrittst? Was sind die Worte, die du nicht aussprichst? Ich will, dass du dir der Tabus um dich herum bewusst wirst.

Der Sinn und Unsinn von Tabus

Ein Tabu ist per se weder gut noch schlecht. Es kommt ganz darauf an, wie und wofür es eingesetzt wird. Daher bedarf es einer differenzierten Betrachtung, um den Sinn und Unsinn von Tabus erforschen und bewerten zu können. Eine Frage drängt sich besonders in den Vordergrund: Wieso gibt es Tabus überhaupt? Zahlreiche Wissenschaftler und Philosophen haben sich dieser Frage im Laufe der letzten Jahrzehnte angenommen. Die wohl bedeutendste Kategorisierung von Sprachtabus geht auf Ullmann und Zöllner zurück:[7]

1. Tabus aus Furcht
    a. Beruhen auf mystisch-magischen Weltvorstellungen und haben in westlichen Gesellschaften fast keine Bedeutung mehr.
    b. Zum Beispiel aus Angst vor Unheil nicht über den Teufel zu sprechen.

2. Tabus aus Feinfühligkeit und Rücksichtnahme
   a. Betreffen vor allem Krankheiten, Behinderungen und Tod.
   b. Zum Beispiel die Frage an einen Krebskranken: »Na, wie geht's deinem Krebs heute?«
3. Tabus aus Anstand und Rücksicht auf Scham- und Peinlichkeitsgefühle
   a. Betreffen vor allem Körperausscheidungen, -funktionen und -teile sowie Sexualität.
   b. Zum Beispiel das Pupsen in der Öffentlichkeit.
4. Tabus aus sozialem Takt und ideologischen Motiven
   a. Betreffen unter anderem Tabus, die aus *Political Correctness* entstehen.
   b. Zum Beispiel sagen wir heute nicht mehr Neger-, sondern Schokoküsse.

Aus diesen vier Grundmotivationen von Sprachtabus lassen sich ihr Sinn und Zweck recht nachvollziehbar ableiten. So schützen sie beispielsweise Kranke, wahren die gesellschaftliche Ordnung und vermeiden Diskriminierung. Doch ihre Schutzfunktion kann auch ins Gegenteil kippen. Das wird jeder bestätigen können, der durch Sprachtabus mit seinem Leid allein auf weiter Flur steht und sich nicht traut, darüber zu sprechen. Wurde jemand Opfer einer tabuisierten Handlung, die durch ein Sprachtabu geschützt wird, wird es richtig unangenehm. Bei Fällen von Kindesmisshandlung können die Opfer beispielsweise oft erst im Erwachsenenalter über die Tat sprechen. Dann stellt sich gegebenenfalls heraus, dass andere Familienmitglieder stillschweigend vom Leid der Opfer wussten – und trotzdem schwiegen. Denn wenn man eine Sache »nicht tut«, wird nicht darüber gesprochen. Und das Opfer ist dazu verdammt, im stillen Kämmerlein zu leiden.

Auch über dem Thema Verdauung liegt ein Sprachtabu. Dabei handelt sich doch um einen natürlichen und zudem lebensnotwendigen Vorgang eines jeden Lebenswesens. Von der fleißigen Biene über den Blauwal im Ozean bis hin zum Büromenschen: Alle verdauen – ob sie wollen oder nicht. Doch darüber sprechen? Lieber nicht! Das Tabu, öffentlich seine Verdauung zu thematisieren, erfüllt wie alle anderen Sprachtabus die drei folgenden Funktionen:[8]

1. Tabuisierte Handlungen zu unterstützen und abzusichern (man tut es nicht und spricht nicht darüber; zum Beispiel pupst man nicht in der Öffentlichkeit und spricht beim Dinner im Restaurant nicht darüber).
2. Tabuisierte Handlungen so einzuschränken, dass diese nicht auffallen beziehungsweise verhüllt oder beschönigt werden können (man tut es unter Beachtung bestimmter Normen, spricht aber nicht darüber; zum Beispiel im Lärm der U-Bahn pupsen, es aber nicht lauthals verkünden).
3. Tabuisierte Handlungen zu verschleiern (das macht man normalerweise nicht, und wenn man es macht, dann spricht man nur versteckt darüber oder verschleiert es; zum Beispiel pupsen und behaupten, man hätte gehustet).

Die genannten Beispiele kommen dir bekannt vor? Glückwunsch, du bist ein Mensch. Wir alle bedienen uns dankend der Tabu-Werkzeugkiste und suchen uns nach Bedarf passende Funktionen aus. Das ist auch völlig in Ordnung und alles andere als unsinnig. Ich plädiere hier keineswegs für eine tabufreie Welt, in der laute Flatulenzen zum Hintergrundrauschen mutieren. Ich will lediglich die Schamschranke öffnen, die wir an der ein oder anderen Kreuzung von modernem Menschsein und der Natur des Homo sapiens aufgestellt haben. Das Pups-Tabu ist also nicht per se sinnlos, allerdings auch nicht immer sinnvoll – es kommt wie so oft auf den Kontext an. Dies wird besonders mithilfe eines Gedankenexperiments deutlich. Überlege dir für einen Moment, wie eine tabufreie Welt aussehen würde. Der Nutzen von Tabus, »das soziale Handeln den jeweiligen gesellschaftlichen Verhältnissen entsprechend zu regulieren [und] die Extreme abzustecken«[9], wäre dahin. Verschwunden wären Tabus aus Taktgefühl, Anstand, Ideologie oder Furcht. Der Ausnahmezustand würde zur Normalität werden. Im Falle des Pups-Tabus: Überall und permanent würden wir die Abgase unserer Mitmenschen riechen und hören. Der Po als Sexobjekt würde seine aufreizende Wirkung wahrscheinlich verlieren. Die gleichermaßen schützende und behindernde Mauer von Tabus bräche in sich zusammen. Kurzum: Eine Welt ohne Tabus wäre anders. Total anders. Und für die allermeisten Menschen kein Ort, an dem sie gerne leben würden.

Menschlichkeit ist tabu

Nachdem wir uns mit dem Tabubegriff, seiner Bedeutung und Funktion befasst haben, spannen wir nun den Bogen zum eigentlichen Thema. Unser Körper wird häufig tabuisiert. Je nach Kultur, Religion, Ort und Zeit sind unterschiedliche Körperfunktionen, -geräusche und -flüssigkeiten, Triebe, Gefühle, Krankheit und Tod mit einem Sprachtabu belegt. Blähungen sind tabu. Sexualität ist tabu. Menschsein ist tabu. Zumindest scheint es manchmal so. Wer spricht schon offen über das, was tief in uns schlummert? Ständig wollen wir unser Gesicht wahren, eine Rolle erfüllen, nach außen perfekt wirken – wie ein Abziehbild vorgelebter Ideale. Lieber verstecken wir uns mit unseren Problemen hinter einer Maske, fliehen in unseren stressigen Alltag, lenken die Aufmerksamkeit auf Nichtigkeiten statt auf die Dinge, die uns wirklich beschäftigen und belasten. Du fühlst dich unwohl? Dir drückt der Darm? Du willst darüber sprechen und die Dinge endlich beim Namen nennen? Das macht man nicht! Eins zu null für das Tabu.

Tabumaskerade

Um Sprachtabus zu umgehen und Peinlichkeiten zu vermeiden, haben wir Menschen Euphemismen erfunden. Die verschleiernden Umschreibungen dienen als Platzhalter für Ausdrücke und Tabuwörter, die im Alltag und außerhalb eines fachspezifischen Kontexts vulgär oder unangemessen erscheinen. Als Ersatz für tabuisierte Begriffe werden auch sie von Generation zu Generation weitergegeben und erinnern vielfach an Kinderprosa – ein Indiz für ihre Etablierung in Kindheitstagen. Ein paar Beispiele:

Vermiedener Ausdruck	Euphemismus
sterben	einschlafen, von uns gehen
Gesäß	Popo, Po
Vagina	Mumu, Muschi
Penis	Pimmel, Pipimann
Kot	Aa, großes Geschäft
Geschlechtsverkehr	Liebe machen
Flatulenz	Pups, Darmwind

Wir alle nutzen Euphemismen. Sie sind ein fester Bestandteil unserer Sprache, und der Umgang mit ihnen ist uns vertraut. Wir verwenden sie öfter, als wir glauben. Stirbt ein geliebter Mensch, sprechen wir lieber vom »Auffahren in den Himmel« als vom Tod im biologischen Sinne. Im Umgang mit dem Tod können Tabus sogar in gewisser Weise Trost spenden. Beim Thema Sex geht uns »Liebe machen« oftmals leichter über die Lippen als »Geschlechtsverkehr«. Das »Gesäß« heißt im Volksmund »Popo«. Und der Titel dieses Buchs lautet *Das Pups-Tabu* und nicht *Flatulenz-Tabu*. Euphemismen sind unsere Art, Pipi Langstrumpf zu spielen. Wir machen uns die Welt der Worte so, wie sie uns gefällt.

Doch wir nutzen nicht nur Wörter, um Tabus zu umgehen oder zu verhüllen. So gehört auch das Kaschieren unseres animalischen Ursprungs zum Alltag: Deoroller und Parfums übertünchen Körpergerüche, Intimrasuren entfernen uns optisch so weit wie möglich von unseren tierischen Verwandten, und Toilettensprays verbergen den Geruch von Kot. Es hat den Anschein, als wären nicht nur bestimmte Begriffe und Handlungen tabu, sondern das Menschsein an sich.

Von Körperfunktionen, Mord und Behinderung

Ist es für pubertierende *Bravo*-Leser im 21. Jahrhundert längst völlig normal, von Dr. Sommer zu erfahren, wie genau das »Liebemachen« funktioniert, so war es für die Generation meiner Eltern oft noch undenkbar, von ihren Eltern sexuell aufgeklärt zu werden. Die Menstruation, so normal sie auch ist, zählt auch heute noch in vielen Ländern der Erde zu den Tabuthemen. Wie könnte man sonst erklären, dass die Chinesin Fu Yuanhui mit ihrem öffentlichen Bekenntnis zur Periode bei den Olympischen Spielen in Rio 2016 für solches Aufsehen gesorgt hat? Als die Schwimmerin nach dem Grund für ihren enttäuschenden vierten Platz gefragt wurde, antwortete sie: »Ich habe gestern meine Periode bekommen und fühlte mich sehr müde – aber das ist keine Entschuldigung, ich bin einfach nicht schnell genug geschwommen.« Was es hierzulande nicht mal in die Klatschspalten geschafft hätte, war für viele Chinesen ein Affront.

Dass gerade bestimmte Körperthemen und -funktionen auch in Deutschland für viele Menschen immer noch mit einem Tabu belegt sind, zeigte Liubov Kuragina in ihrer Dissertation über Sprachtabus in Deutschland und der Ukraine.[10] Dafür befragte sie deutsche Männer und Frauen nach ihren persönlichen Tabuthemen. Der Fragebogen umfasste sechs Fragen:

1. Über welches Thema würden Sie niemals mit anderen Menschen sprechen, auch nicht mit guten Freunden/Verwandten?
2. Über welches Thema würden Sie nur mit engen Freunden/Verwandten sprechen?
3. Worüber würden Sie ungern mit Ihrem Chef/Ihren Kollegen auf der Arbeit reden?
4. Aus welchem Grund würden Sie die ausgewählten Themen nicht besprechen?
5. Wird Ihre Kommunikation mit anderen Menschen durch das Vorhandensein verbotener oder unangenehmer Themen erschwert?
6. Was würden Sie tun, wenn ein Tabuthema im Gespräch auftaucht?

Die Antwortmöglichkeiten umfassten verschiedene Themengebiete wie Gesundheit, Familie, Tod, Krankheit, Sexualität, Geld, Politik, Verbrechen oder Religion. Mit einem Potpourri mehr oder weniger beliebter Small-Talk-Themen konfrontiert, existierten für 80 Prozent der Befragten keine Sprachtabus. Sie würden, vor allem mit vertrauten Menschen, über alles sprechen. Kuragina führt gesellschaftliche Entwicklungen (Demokratisierung, Kampf gegen

Aids, Feminismus, sexuelle Revolution) und die Befreiung von Normen und Dogmen als Gründe dafür an. Außerdem ließen sich manche Gesprächsthemen eben nicht vermeiden – zum Beispiel beim Arzt, gegenüber der Polizei oder vor Gericht. Doch für die verbleibenden 20 Prozent gab es sehr wohl Sprachtabus. Angenommen diese Studie wäre repräsentativ für die deutsche Bevölkerung, dann gäbe es für über 16 Millionen Menschen in Deutschland absolute Tabuthemen – Dinge, über die sie niemals sprechen würden. Mit niemandem. Das Ergebnis der Befragung zeigt die folgende Gewichtung der tabuisierten Themen:

1. Vergewaltigung im persönlichen Umfeld (62 Prozent)
2. Eigene Sexualität (60 Prozent)
3. Mord im persönlichen Umfeld (46 Prozent)
4. Mord, eigenes Gehalt, Körperfunktionen und -ausscheidungen sowie Behinderungen (jeweils 20 Prozent)
5. Gewalt, Hygiene, Religion (jeweils 18 Prozent)
6. Tod, Körperteile, Sexualität im Allgemeinen, Geld (jeweils 10 Prozent)
7. Nationalsozialismus, Politik, Krankheit (jeweils 6 Prozent)

Daraus ergeben sich zwei interessante Folgerungen:

1. Dinge, die uns direkt betreffen, sind stärker tabuisiert als andere.

2. Körperfunktionen und -ausscheidungen stehen auf einer Ebene mit Behinderungen und Mord.

Weiterhin kommt die Befragung zum Ergebnis, dass es im beruflichen Umfeld für nur 2 Prozent der Befragten keine Tabus gibt. Das ist wenig überraschend: Wir wollen uns vor Fremden möglichst von unserer Schokoladenseite zeigen. Wer will da schon mit düsteren Familiengeheimnissen und anderen Tabuthemen um die Ecke kommen?

Doch warum sprechen wir über manche Dinge schlichtweg nicht? Die beiden am häufigsten genannten Gründe für Sprachtabus waren: »Meine Meinung/Erfahrung geht meinen Gesprächspartner nichts an« (50 Prozent) und »Ich fühle mich unwohl, wenn ich über diese Themen rede« (40 Prozent). Wir kennen es alle: Über manche Themen (zum Beispiel Politik, Religion, Geld) zu diskutieren ist uns unangenehm, deshalb vermeiden wir sie. Glauben wir, von etwas keine Ahnung zu haben, oder befürchten, unseren Gesprächspartner mit unseren Problemchen zu langweilen, bleiben wir ebenfalls stumm. Tabus schützen uns vor Scham, Missgunst und dem Gefühl der Blöße. Doch leider auch davor, Hilfe zu bekommen.

Das Pups-Tabu

Die Gesellschaft schreibt vor, wie sich kleine Mädchen zu benehmen haben. Sie sollen ihre Vagina in der Öffentlichkeit nicht anfassen und gefälligst mit übereinandergeschlagenen Beinen sitzen. Ebenso unvorstellbar erscheint es, dass junge Frauen Sexualität als das empfinden, was Männer seit jeher damit assoziieren – nämlich Spaß. Wen wundert es da, dass es im Umgang mit Tabus, insbesondere jenen, die den Körper und seine Funktionen betreffen, Unterschiede zwischen den Geschlechtern gibt? Während die Herren der Schöpfung in der Männerrunde gerne mal einen fahren lassen und herzhaft darüber lachen, dürfte das bei einem Mädelsabend wohl eher selten vorkommen. Die amerikanischen Soziologen Martin Weinberg und Colin Williams[11] haben herausgefunden, dass heterosexuelle Männer dreimal so oft absichtlich in der Öffentlichkeit pupsen wie heterosexuelle Frauen. Die befragten heterosexuellen Männer fanden entsprechende Pupsgeräusche zudem doppelt so häufig lustig wie heterosexuelle Frauen. Frauen zeigten sich deutlich besorgter, wenn es um Flatulenzen geht. Sie fürchteten sich davor, dass es ihre Beziehung zu anderen Menschen negativ beeinflussen könnte, wenn sie beim Pupsen gehört würden. Wen wundert's? Übrigens sind diese Unterschiede weniger mit dem biologischen, sondern vielmehr mit dem sozialen Geschlecht verknüpft. So kamen die Forscher zum Ergebnis, dass homosexuelle Männer seltener absichtlich pupsen als heterosexuelle Frauen, wohingegen lesbische Frauen es öfter als beide zuvor genannten Gruppen tun.

Die Idealisierung der weiblichen Schönheit, gepaart mit der Stigmatisierung ihrer Ausscheidungen, führt zu so geistreichen Aussagen wie: »Frauen kacken Blümchen.« Die Studienergebnisse von Weinberg und Williams könnten damit erklärt werden, dass sich Frauen nach wie vor in ein utopisches Schönheitsideal quetschen wollen, das sogar natürliche Körperfunktionen in einem ungesunden Maße tabuisiert. So zeigte die Studie tatsächlich, dass sich heterosexuelle Frauen in öffentlichen Toiletten deutlich unwohler fühlen und Angst davor haben, ihre Fäkalgeräusche könnten das Verfehlen eines Geschlechterideals bedeuten. Im Gegensatz dazu stehen Männer, die für ihre lauten und derb riechenden Flatulenzen gegebenenfalls sogar den Beifall ihrer männlichen Kollegen ernten.

Der Psychoanalytiker B. R. Merrill konstatierte, dass ein solches Verhalten von Männern eine Art des öffentlichen männlichen Widerstands gegen soziale Regeln und Normen sei.[12] Man könnte schlussfolgern, Fürze seien ein männliches Phänomen – zumindest abseits des stillen Kämmerleins. So haben mir beispielsweise mehrere Freunde und Bekannte erzählt, dass sie ihre Mütter noch nie hätten pupsen hören.

Doch welches Verhalten ist nun angebracht? Sollten sich Frauen so pupsfreudig präsentieren wie Männer? Im Endeffekt ist das jedem selbst überlassen. Doch gerade Frauen, sofern sie sich mit den Studienergebnissen identifizieren können, sollten sich nicht so weit einem unerreichbaren Ideal unterwerfen.

Im Kontext von körperlichen Funktionen, Sexualität oder Krankheit leuchten bestimmte Tabus also ein. Die Wahrung von Privatsphäre und Würde spielen hierbei die Hauptrollen. Und das ist gut so. Nur die wenigsten Menschen möchten in einer völlig schamfreien Welt leben, in der alles erlaubt ist. Was wir jedoch nicht brauchen, sind

Tabus, die zu körperlichem und seelischem Leid führen. Und davon gibt es viele. Sobald Tabus wichtige Debatten zu Wohlfühl-Blabla verkommen lassen, weil man Probleme nicht beim Namen nennen darf (zum Beispiel aus Gründen der *Political Correctness*), Menschen bewusst benachteiligen (zum Beispiel in diktatorischen Regimen) oder uns selbst kränken und belasten (zum Beispiel über unangenehme Beschwerden zu sprechen), schaden sie. Dann sollten wir uns fragen: Wollen und brauchen wir das? Dies ist auch der Grund für dieses Buch. Ich möchte meine eigene Leidensgeschichte teilen und zeigen, dass es viele Menschen gibt, die an Blähungen leiden. Schaut man sich die Hilfeschreie von Menschen mit Verdauungsproblemen in den anonymen Weiten des Internets an, wird klar: Der Pups-Tabubruch tut not! Denn was sind Tabus schon? – Die durch Verbote versteckte Angst vor uns selbst.

Tipps für die Praxis

Jetzt wissen wir: Tabus sind fester Bestandteil unseres Lebens. Es ist gut, dass es sie gibt. Doch zu sehr einengen oder gar negativ beeinflussen sollten sie uns nicht – und uns schon gar nicht davon abhalten, fachlichen Rat zu suchen. Daher folgen nun Praxistipps für den Umgang mit unangenehmen und tabuisierten Themen während des Besuchs beim Arzt, Ernährungsberater oder Heilpraktiker:

1. »Der Arzt ist professioneller Tabubrecher«
   Prof. Dr. Schröder sagte mir diesen einprägsamen Satz. Und er hat völlig recht. Eigentlich ist es offensichtlich, doch wir vergessen es gerne: Ein Arzt ist deshalb Arzt, weil er dir helfen will. Und deshalb ist es wichtig, dass du gemeinsam mit ihm Tabus brichst und darüber offen sprichst. Er hat täglich mit Tabus zu tun. Ich habe lange Zeit gebraucht und einige negative Erfahrungen sammeln müssen, um diesen Punkt zu verstehen. Mehr dazu aber später.
2. **Dein Problem ist normal**
   Haben Verdauungsprobleme einen starken Einfluss auf unseren Alltag, empfinden wir sie erst recht als besonders abnormal. Du kannst jedoch davon ausgehen, dass dein Arzt oder Heilpraktiker schon Dutzende Fälle behandelt hat, die deinem gleichen. Du brauchst also keine Angst davor zu haben, dass du den Arzt mit deiner Geschichte schocken könntest.
3. **Auf der Metaebene kommunizieren**
   »Ich habe da so ein komisches Gefühl« oder »Ich kann es gar nicht so richtig beschreiben«, sind klassische Beispiele für Kommunikation auf der Metaebene. Verfahre so, wenn dir deine Beschwerden zu peinlich sind und du sie nicht direkt beim Namen nennen willst. Ein guter Mediziner oder Berater wird mit gezielten Fragen reagieren und das Eis brechen.
4. **Einen einfühlsamen Partner suchen**
   Damit meine ich nicht den Lebenspartner, sondern Ärzte, Heilpraktiker und Ernährungsberater. Dank

Bewertungsportalen, Foren oder Mundpropaganda gibt es keinen Grund dafür, blind in irgendeine Praxis zu laufen. Suche dir einen einfühlsamen Gesprächspartner, der dir ein gutes Gefühl gibt, und scheue nicht davor zurück, dir einen neuen zu suchen, solltest du dich unwohl fühlen.

5. **Eine Flatulenz ist auch nur ein Pups**
   Wie im Kapitel über Euphemismen bereits erwähnt, gibt es Wörter, die wir anderen vorziehen – besonders wenn diese negativ behaftet sind. Es hilft, wenn du dir vor Augen führst, dass es für jede noch so schlimme Art von Verdauungsbeschwerden Fachbegriffe gibt. Also: Du bist nicht allein, und es haben sich schon viele Menschen vor dir mit den gleichen Beschwerden befasst.

TEIL 2

MEIN PERSÖNLICHES PUPS-TABU

»I fart a lot.«
– Katy Perry

Man mag es kaum glauben, aber die Google-Suche nach Katy Perry und ihrem Bekenntnis »I fart a lot« liefert mehr als 1.000.000 Treffer. Über eine Million! Wie kann etwas so Natürliches für so viel Wind sorgen? Weil sie eine berühmte Sängerin ist? Oder liegt es an der Sensationsgeilheit der Internetgemeinschaft? Vielleicht hatte Freud recht, als er behauptete, dass Tabus aus der Ambivalenz der Gefühlsregungen von Begehren und Abscheu entstünden. Wenn wir ehrlich sind, wollen wir über Peinlichkeiten von Stars genau deshalb informiert werden. Wir begehren die Gewissheit, dass sie genauso sind wie wir. Wir wollen es schwarz auf weiß: *Sie sind so wie ich!* Und gleichzeitig empfinden wir ihre Fauxpas als peinlich und sind entsetzt – zum Teil auch von unserer eigenen Sensationsgier. Während ich diese Zeilen schreibe, erinnere ich mich an Dutzende Fragen von Verwandten und Freunden mit gleichem Tenor: »Warum zur Hölle schreibst du *darüber* ein Buch? Jeder furzt doch. Das ist ganz normal.« Recht haben sie. Es ist normal. Und doch spricht niemand gerne darüber. Darmwinde sind so alltäglich wie der morgendliche Kampf mit dem Wecker und der Stau auf der A5. In den allermeisten Fällen sind sie unbedenklich und fliegen oft sogar unter dem Radar. Treten sie nicht übermäßig häufig oder übel riechend in Erscheinung, machen wir uns in aller Regel keine Gedanken über Flatulenzen. So soll es sein. Das ist der Normalzustand.

Nimmt man es ganz genau, leben wir in kleinen und großen Pupswolken. In Klassenzimmern, Büros, Aufzügen, dem ÖPNV und Flugzeugen – sie sind überall. Und doch ist diese natürliche Körperfunktion, ebenso der komplette Verdauungsvorgang, mit Tabus belegt. Diese bewahren uns zwar vor peinlichen Momenten und wandelnden Potrompeten, treiben den Geplagten bei krankhafter Ausprägung jedoch zur Weißglut. Der Geplagte war in diesem Fall ich. Und damit herzlich willkommen zu meinem persönlichen Pups-Tabu!

Pampersrocker

Zum Glück gehörte ich nicht zu den Kindern, die von ihren Eltern für jeden kleinen Pups ins Badezimmer geschickt wurden. Bei uns herrschte zwar keine Pupsanarchie, aber sehr wohl ein offener Umgang mit dem Thema. Kinder scheren sich ohnehin nicht darum, ob der Pups gerade angemessen oder fehl am Platz ist. Sie sind meist noch frei von jeglichen gesellschaftlichen Korsetts, die das Erwachsensein mit sich bringt. Sie spielen in aller Unschuld mit ihren Genitalien, pupsen ungeniert und gehen vor versammelter Mannschaft aufs Töpfchen. Dabei lachen sie. Und Eltern, Großeltern und sogar völlig Fremde lachen mit ihnen. Das Kleinkind wird wegen des kleinen Speckbauchs nicht von Selbstzweifeln geplagt, es kennt kein Schamgefühl, kein Tabu. Wenn ich mein krabbelndes Patenkind so ansehe, wie es munter vor sich hin popelt, sich über den kleinen Haufen im Töpfchen freut und unaufhörlich lacht, höre ich den Affen in meinem Kopf sagen: »Früher war die Welt noch in Ordnung.« Zumindest so lange, bis die ersten Familienurlaube die Bühne meiner kleinen Welt betraten. Dort nämlich begann die Geschichte meiner Verdauungsprobleme.

Ich weiß noch genau, wie ich mich als kleiner Junge auf jeden Flug freute: Endlich wieder über den Wolken sein, sich an den kleinen Aufmerksamkeiten der Flugbegleiterinnen erfreuen, Druckausgleich mit Mama machen. Schon lange vor Abflug fragte ich aufgeregt: »Wie lange dauert der Flug? Mit welchem Flugzeug fliegen wir?« Als der große Tag dann gekommen war, wurde schnell noch das obligatorische große Geschäft (ein Euphemismus) erledigt, um schließlich voller Vorfreude loszuziehen. Doof nur, dass bei ausnahmslos jedem Familientrip meine

Verdauung nicht in Urlaubsstimmung zu sein schien. Es gab wirklich keinen einzigen Urlaub – meine Eltern sind Zeugen –, bei dem ich nicht an tagelanger Verstopfung litt. Und ich erlebte bis vor Kurzem keinen Flug, auf dem ich keinen Blähbauch hatte (mehr dazu ab Seite 244). Nichtsdestotrotz konnte ich damals noch gut damit leben. Und die Blähungen im Flugzeug bemerkte ich dank der Airline-Spielsachen kaum. Als Kind macht man sich darüber ohnehin keinen Kopf. Klopfen sie an, lässt man sie raus. Problem gelöst. Die Welt ist viel zu spannend, und die Tage gleichen viel zu sehr einer Metamorphose in Dauerschleife, als dass etwas so Banales für Kopfzerbrechen sorgen würde. Die Kindheit ist eben doch die schönste Zeit im Leben.

Vorstadtrebell

Das Leben als pubertierender Vorstadtrebell war nicht leicht. Jedes Wochenende stand ich vor der Entscheidung, ob ich Pils oder Export trinken würde. Möglichst cool wirken war Pflicht, das Erscheinungsbild musste so auffällig wie irgend möglich sein, und die Eltern mutierten zu ahnungslosen Moralaposteln. Das war ich: Ein pubertierender Punk inmitten der saarländischen Idylle. Mit buntem Iro, einer Vorliebe für laute Musik und einer Aversion gegen Normen in jeglicher Form. Es war die Zeit, in der auch das letzte Tabu niedergerissen werden wollte. Ach was, zerschmettern wollte ich es. Entdeckung des anderen

Geschlechts? Check. Mit zerrissener Jeans, bunten Haaren und angesprühten Springerstiefeln Tante und Onkel schocken? Check. Mit Kumpels den am übelsten riechenden Furz prämieren? Check. Hier begann sie also, meine bewusste Erfahrung mit stinkenden Flatulenzen, die sich in Häufigkeit und Lautstärke exponentiell zu entwickeln schienen.

Im Nachhinein weiß man es immer besser: Wenig Sport, viel Spaß und ungesundes Fast Food waren nicht gerade Balsam für die Verdauung. Wahrscheinlich kennt jeder, der mal etwas heftiger gefeiert hat, die sogenannten Bierfürze. Wie der User »Katzenhai« auf Ratgeberplattform www.gutefrage.de schreibt, »Warum stinken eigentlich Bierfürze so furchtbar? Ich mag mich ja schon selber nicht mehr riechen!«,[13] grübelte auch ich am Morgen nach einer Partynacht über dieser Frage. Im Rückblick erscheint es mir unglaublich, dass ich den Geruch zwar abstoßend fand, meine Blähungen dennoch nicht als so gravierend erachtete, als dass ich meinen Lebensstil überdenken wollte. Es war halt so. In der Pubertät, dieser (nahezu) tabufreien Zeit, empfand ich die häufigen Blähungen weniger als störend und belastend, sondern viel mehr als lustig. In der Jungsrunde machten wir uns Späße daraus, einem eingeschlafenen Kumpel direkt ins Gesicht zu furzen. Ekelhaft und ein No-Go? Vielleicht. Aber für uns damals einfach nur witzig.

Diese Schamlosigkeit dürfte vielen männlichen Zeitgenossen nicht ganz unbekannt sein. Erinnern wir uns an die Forscher Weinberg und Williams aus dem ersten Teil.

Einer der männlichen Teilnehmer ihrer Studie antwortete auf die Frage, was andere wohl denken würden, wenn sie seine Flatulenzen rochen, mit den Worten: »Guys would say it's raunchy and then say ›Nice one‹, because if it's strong it's more manly.«[14] (Zu Deutsch: »Männer würden sagen, es sei vulgär, um dann ›schönes Ding‹ zu ergänzen, denn je stärker der Geruch, desto männlicher.«) Ob die Aussage über den Geruch wirklich stimmt, werden wir im weiteren Verlauf des Buchs klären. Wie dem auch sei, scheint das Furzen in Gesellschaft ein Männerding zu sein. Und als Jugendlicher war es voll mein Ding. Die pubertäre Unbeschwertheit ließ mich keinen Gedanken an die Frage verschwenden, ob ich nun zu oft pupste oder nicht. Klar roch es oft, als würde ich innerlich verwesen, aber es war okay. Eine hör- und spürbar schlechtere Verdauung schien mir als Preis für Bier, Kippen und unsägliche Essgewohnheiten angemessen.

Nicht nur Blähungen waren das Resultat meiner wilden Zeit. Zusätzlich machte ich vermehrt Bekanntschaft mit Verstopfung und Magen-Darm-Infektionen. Mein Nach-mir-die-Sintflut-Lebensstil voller Gefühlsachterbahnen und anderen Räuschen, geprägt von Angst, Wut und der Suche nach dem Sinn des Lebens, zeigte sich keineswegs gesundheits-, geschweige denn verdauungsfördernd. Wie oft musste ich zum Bus rennen, da ich als bekennender Heim- und Morgenscheißer mein Geschäft auf jeden Fall vor Schulbeginn erledigen wollte. Und standen Klausuren an, war es nicht mein Hirn, das rebellierte, sondern mein Darm. Es schien, als würde alles, was mir gegen den Strich ging, eine

Reaktion meines Verdauungstrakts nach sich ziehen. Heute weiß ich, dass meine damalige sehr impulsive, laute und aufbrausende Art neben Ernährung und Lebensstil Mitschuld daran trug. Die Ausführungen des Psychoanalytikers Merrill treffen auf mich im Alter von 16 bis 18 mit erschreckender Genauigkeit zu. Er beschreibt seine ausnahmslos männlichen Patienten mit vermehrten Blähungen als arrogant, überheblich, impulsiv und aufbrausend. Sie schöpften ihr Potenzial nicht aus und hätten schwierige Beziehungen zu Frauen und ihren Vätern. Außerdem hätten sie einen Hang zu Fäkalsprache, Schweinereien, sadistischen und demütigenden Witzen sowie Exhibitionismus.[15] Volltreffer!

Meine punk'sche Rebellion gegen Establishment, Elternhaus und Eau de Parfum hatte großen Einfluss auf meine kleine Welt. Nicht, dass ich das »System da draußen« geändert hätte (sosehr ich es in meiner jugendlichen Utopie auch wollte), doch sehr wohl das »System da drinnen«. Mein Körpersystem hatte ich völlig aus der Bahn geworfen. So legte ich in meiner Pubertät den Grundstein für alles, was folgen und mir das Leben zur Hölle machen sollte.

Das Henne-Ei-Problem: Was war zuerst da – Essstörung oder Blähungen?

Die akute Phase war der reinste Horror. Um das Problem in vollem Umfang zu verstehen, werde ich zwei Dinge offenlegen, die mir das Leben damals nicht mehr lebenswert erschienen ließen: heftige, unkontrollierbare und übel riechende Blähungen in Kombination mit einer Essstörung. Sie bestimmten mein Leben von 2012 bis 2013.

Essstörung

Ich war nie fett, aber auch nie dünn. Ich bezeichne meine Figur im Kindes- und Jugendalter als pummelig. Nie adipös, immer noch in Sichtweite des »Idealgewichts«, aber trotzdem darüber. Nach dem Erwachen aus dem pubertären Koma begann ich, vieles zu hinterfragen und mich intensiv mit mir selbst zu beschäftigen. Die Zeit war perfekt dafür. Ich hatte mein Fachabitur in der Tasche, eine feste Freundin an der Hand und feierte weniger. Wie viele meiner Freunde entschied auch ich mich zwischen Schulabschluss und Studium für einen Nebenjob. Meine Wahl fiel auf einen Job im Garten- und Landschaftsbau. Endlich nicht mehr an die Schulbank gefesselt, von morgens bis abends draußen sein und körperlich anspruchsvolle Arbeit – darauf hatte ich Lust. Warum auch nicht, denn so konnte ich quasi neben dem Geldverdienen auch noch das ein oder andere Kilo abspecken. Kurz zuvor war ich bereits unregelmäßig und nach jahrelanger Sportabstinenz in die Laufschuhe geschlüpft und hatte begonnen, meine Runden zu drehen. Raucherlunge und Bierbauch wollten gegen ein gesünderes Ich mit Sixpack eingetauscht werden, und so legte ich immer mehr Wert auf gesunde Ernährung und Bewegung. Klingt vorbildlich – und das war es auch. Vorerst.

Der Job als Garten- und Landschaftsbauer war hart, aber er machte mir Spaß. Schaufeln und schleppen, Pause, schaufeln und schleppen. Tagein, tagaus. Mit der Zeit ging ich nach meinen ersten holprigen Laufversuchen sogar noch nach Feierabend zum Joggen in den Wald. Nachdem ich ein paar Monate zuvor mit dem Rauchen aufgehört hatte, wurde das Laufen zu meiner Ersatzdroge. Ich fühlte mich frei, konnte für mich sein und baute Stress und Alltagsfrust ab. Kurzum: Es tat verdammt gut.

Der Traum eines bis dato noch pummeligen Volljährigen wurde wahr: Das Sparschwein wuchs, und der Speckbauch verschwand. Die ersten verlorenen Kilos waren Balsam für mein Selbstbewusstsein. Plötzlich bekam ich ein völlig neues Körpergefühl, ging aufrechter, war selbstbewusster. Nach einigen Monaten als Garten- und Landschaftsbauer war es schließlich an der Zeit, Abschied zu nehmen. Vom Job, vom unbeschwerten Post-Schulabschluss-Leben und von der saarländischen Heimat. Es zog mich nach Karlsruhe. Dort warteten die erste eigene Wohnung mit meiner Freundin und mit Verkehrssystemmanagement ein Studiengang mit Perspektive. Eine aufregende Zeit! Nachdem der Umzugsstress Geschichte war, stieg ich auf die Waage: 56 Kilogramm.

Ohne es so recht bemerkt zu haben, war mein Gewicht von 80 auf 56 Kilogramm gesunken. Bei meiner Größe von 1,74 Meter entspricht das einem BMI* von 18,5. Mein »Idealgewicht« lag laut den gängigen BMI-Tabellen (die in meinen Augen mit Vorsicht zu genießen sind) zwischen 61 und 77 Kilogramm. Ich lag fünf Kilo unter der

---

* Body-Mass-Index

Untergrenze zum Normalgewicht. Ich war untergewichtig – und hatte es schwarz auf weiß vor mir. Doch ich konnte nichts dagegen tun. Ich fühlte mich wie gelähmt, so als wäre ich in einem Spinnennetz gefangen, darauf wartend, dass mich das Biest namens Selbsthass vollends verschlingen würde. Mit sinkendem Gewicht wuchsen Selbstzweifel und Depression in mir. Ich trieb keinen Sport, um mehr essen zu können, so wie es viele Hobbysportler tun. Ich trieb Sport, um mir überhaupt das Essen zu erlauben. Dabei war der Gedanke an übermäßige Kalorien mein ständiger Begleiter. Bissen für Bissen.

Obwohl ich mir meines Untergewichts bewusst war, mich oft schlapp fühlte und ein Wechselbad der Gefühle an den Tag legte, war ich trotzdem zufrieden mit meinem Leben. Manchmal zumindest. Es tat gut, endlich nicht mehr pummelig zu sein. Dass mir keine Kleider mehr passten und beim Neukauf die kleinste Größe oft zu groß war, hinderte mich nicht daran, an diesem neuen Ideal festzuhalten. Ich fühlte mich wohl. Zumindest glaubte ich das, indem ich mir meine Realität so zurechtbog, dass sie zu meinem neuen dünnen, kränklichen Ich passte.

Blähungen

In dieser Zeit begannen meine Probleme mit den Blähungen so richtig aus dem Ruder zu laufen. Davor war ich kein Kind von Traurigkeit, was das Pupsen anging, aber die Jahre 2012 und 2013 schossen den Vogel ab. Es verging kein Tag, kein Augenblick, an dem ich nicht entweder pupste, einen Furz einhielt oder Angst vor dem nächsten *Pffft* hatte. Ich wachte gleich morgens mit einem aufgeblähten Bauch auf, und der Gestank unter der Bettdecke glich dem, der auch nach dem Stuhlgang mein treuer Begleiter war. Die allgegenwärtigen Blähungen hielten mich von fast allem ab: Ich besuchte kaum noch die Vorlesungen, Einkaufen wurde zur Tortur, ich verlor die Lust am geselligen Zusammensein mit Freunden, und Sexualität spielte fast gar keine Rolle mehr. Nur eines blieb: meine Sportsucht.

Zu dieser Zeit war ich meilenweit von den 10 bis 20 Pupsen pro Tag entfernt, die in wissenschaftlichen Untersuchungen[16] als Normwert ermittelt wurden (mehr dazu auf Seite 145). Die Zahlen basieren zwar auf eigenen Angaben der Probanden, liegen aber so weit unter meinen 80 und mehr Fürzen pro Tag, die mir das Leben zur stinkenden Hölle machten, dass mich nicht mal mehr Furzwitze zum Lachen bringen konnten. Woher ich diese genauen Zahlen habe? Auf der verzweifelten Suche nach Abhilfe begann ich, die Frequenz meiner Darmwinde zu zählen. Ich wollte Ärzten, die ich in ferner Zukunft aufsuchen sollte, die Anamnese leichter gestalten, um schnell zu einer Diagnose zu kommen. Nimmt man 80 Pupse als aufgezeichnetes Minimum (abzüglich der rund sieben Stunden Schlaf pro Tag, in denen ich nicht mitzählen konnte), kommt man pro Stunde auf 4,7. Bei Spitzen von etwa 110 Fürzen pro Tag landen wir bei 6,5 pro Stunde.

Was durch nüchterne Zahlen nicht ausreichend beschrieben werden kann, ist der seelische Zustand. Mir ging es schlecht. Jeder, der von ähnlichen Problemen geplagt wird, kann auf ganz persönliche Art und Weise nachvollziehen, wie es ist, wenn man sich fremd im eigenen Körper fühlt. Die Abwärtsspirale mit der Kraft eines schwarzen Lochs hatte mich fest im Griff. Der lustige, lebensfrohe und nicht auf den Mund gefallene Jan verschloss sich seiner Umwelt. Ich badete in Pessimismus. Es mag komisch klingen, aber die Blähungen haben mich mit Pauken und Trompeten aus meiner Umlaufbahn gepustet. So fand ich mich isoliert in meiner unendlichen Eindimensionalität wieder, die nur aus Sport, Nahrungsrestriktion und stundenlangen Internetrecherchen bestand. Der exzessive Sport führte zu einem Energiebedarf, den ich durch mein Hungern nicht decken konnte. Die omnipräsenten Verdauungsprobleme (neben stinkenden Blähungen auch zeitweise Verstopfungen, Durchfälle, Krämpfe und ein chronisch aufgeblähter Bauch) verstärkten meine Essstörung obendrein. Die zeitraubenden Recherchen in zwielichtigen Internetforen führten zu noch mehr Verunsicherung und Unwohlsein. Und so weiter und so fort.

Ich provozierte Auseinandersetzungen, verlor mich in depressiven Gedanken und brachte die Beziehung zu meiner Freundin an den Rand des Abgrunds. Mein Sexualtrieb war Geschichte. Ich schämte mich für meinen Körper und die Geräusche und Gerüche, die aus ihm kamen. Ich fühlte mich unrein. Selbst heute fällt es mir nicht immer leicht, darüber zu schreiben oder zu sprechen, doch wenn ich nur eine Person mit meiner Geschichte erreiche und ihr Mut machen kann, dann habe ich mein Ziel erreicht.

Das ist die Schattenseite eines Tabus live und in Farbe. Der verinnerlichte Glaubenssatz, nicht mit Fremden über solche Tabuthemen zu sprechen, verbot es mir, Hilfe zu suchen, obwohl ich sie dringend gebraucht hätte. Ohne rationalen Grund drückte ich mich über zwölf Monate vor einem Arztbesuch. Ich joggte lieber täglich durch den Wald und versuchte, meinen Problemen davonzulaufen. Ständig schaute ich hinter mich, um sicherzugehen, dass ich mit meinen unkontrollierbaren Ausdünstungen niemanden ins Koma beförderte. Ich riskierte lieber jahrelange Beziehungen, als einen Tabubruch zu begehen.

Wie kann ich Ihnen helfen?

Rückblickend gelingt es mir nicht zu sagen, was mich letztendlich zu dem Entschluss gebracht hatte, im April 2013 meinen Hausarzt aufzusuchen. Die Zeit im Wartezimmer verging in etwa so schnell wie ein zehnstündiger Flug über den Atlantik in der Economy Class voller schreiender Kleinkinder. Auch im Warteraum ließen mir die Blähungen keine Ruhe, und ich musste allerlei Tricks anwenden, um sie zurückzuhalten. Obwohl ich verdächtig auf dem Stuhl herumrutschte, die Pobacken zusammenpresste und unregelmäßig atmete, gaben sich die anderen Wartenden alle Mühe, so zu tun, als wäre ich nicht da. Dann war es so weit: »Herr Rein, bitte in Sprechzimmer drei.« Ich ging, weiterhin meine Pobacken zusammenkneifend, mit meinen zusammengeschriebenen Beobachtungen ins

Behandlungszimmer. Anspannung pur! Doch zum Glück traf ich auf einen entspannten Arzt, der sich 30 Minuten Zeit für mich nahm, nachdem ich ihm von meinen Beschwerden erzählt hatte. Was folgte, waren die Standards: Fragen, Bauch abtasten, Gewicht ermitteln, Blutabnahme, tröstende Worte, Verabschiedung. Mein erster positiver Eindruck wurde in den folgenden Wochen und Monaten bestätigt. Der Allgemeinmediziner mit Schwerpunkt auf innere Medizin nahm sich Zeit, lauschte konzentriert meinen lebhaften Ausführungen und sorgte für eine vertrauensvolle und angenehme Atmosphäre. Die erste Blutuntersuchung ergab: Anämie. Aufgrund weiterer Ergebnisse konnte mein Arzt jedoch erst einmal keine Diagnose stellen:

- Hämoglobin unter Normbereich
- Hämatokrit unter Normbereich
- Erythrozyten unter Normbereich
- Thrombozyten unter Normbereich
- Leukozyten unter Normbereich
- Neutrophile Granulozyten unter Normbereich
- Neutrophile abs. unter Normbereich
- Lymphozyten über Normbereich
- Hb/Retikulozyten über Normbereich
- Natrium, Kalium, Calcium, Ferritin, Vitamin B12 und sonstige untersuchten Werte im Normbereich

Vor allem die Kombination aus Verdauungsproblemen, Untergewicht und eine nicht auf Eisen- oder B12-Mangel zurückzuführende Anämie sorgte für Ratlosigkeit. Es folgten Ultraschalluntersuchungen, weitere Arztbesuche und Gespräche zwischen meinem Hausarzt und Kollegen, die er um Rat bat. Doch alles blieb ohne Befund. Mit meinem Verdauungstrakt schien alles in Ordnung zu sein. Das Ausbleiben einer Erklärung für meine Leiden beunruhigte mich zwar, doch die Überweisung zum Gastroenterologen war zumindest ein Strohhalm der Hoffnung.

In der Zwischenzeit begann ich jedoch, mir ernsthafte Sorgen zu machen, und stürzte mich immer weiter in die Tiefsee namens Internet. Es kann doch nicht sein, dass sich nichts diagnostizieren lässt, dachte ich und durchsuchte Foren, Portale und Erfahrungsberichte. Was ich fand, war für mein fragiles Ich ein Schlag ins Gesicht: Krebs. Was mir damals noch nicht klar war, fasste ein Freund kürzlich so zusammen: »Schaust du im Internet nach deinen Symptomen, hast du Krebs.« Auch wenn ich heute weiß, dass es Quatsch war, machte ich mir aufgrund meiner angeschlagenen Psyche große Sorgen. Während ich auf meinen Termin beim Verdauungsspezialisten wartete, suchte ich einen weiteren Allgemeinmediziner auf, um eine zweite Meinung einzuholen. Auch dieser nahm sich vorbildlich viel Zeit und sprach mir Mut zu. Doch auch er konnte sich nach standardmäßigen Untersuchungen keinen Reim auf meine Beschwerden machen. Ich richtete meine Hoffnung nun voll und ganz auf die Kompetenz des Gastroenterologen, über den ich im Internet so viel Gutes gelesen hatte.

Bis dato wussten lediglich meine Freundin sowie meine und ihre Eltern von meiner Kombination aus Essstörung und Verdauungsproblemen. Ich konnte mit den Dozenten an der Hochschule nicht einfach so Klartext reden und ließ den Kontakt zu Freunden weiter vor sich hin dümpeln. 1:0 für das Pups-Tabu. Sogar meine besten Freunde, die ich teilweise seit meinen ersten Gehversuchen kannte, ahnten nichts von alldem. Ich brachte es nicht fertig, ihnen zu sagen, dass das, worüber wir früher gelacht hatten (Bierfürze und Wettfurzen), nun – zusammen mit der Essstörung – dafür verantwortlich war, dass ich »keine Zeit« mehr für sie hatte.

Als der große Tag endlich gekommen war, wachte ich zum ersten Mal seit langer Zeit voller Zuversicht auf. In der Praxis des Gastroenterologen angekommen, wurde ich zunächst auf Laktoseintoleranz (später auch Histamin-, Gluten- und Fructoseunverträglichkeiten) untersucht. Negativ – es ließen sich keine Intoleranzen oder Allergien feststellen. Die von meinem Hausarzt angeforderte Magenspiegelung wurde freundlich, aber bestimmt aus »Risikogründen« abgelehnt. »Bis bald, Herr Rein, auf Wiedersehen!« Bevor ich die Praxis verließ, bekam ich noch ein auffällig dezentes Set zur Entnahme von Stuhlproben in die Hand gedrückt. Der Arzt wollte meinen Stuhl auf Blut und andere Auffälligkeiten untersuchen lassen, und so kam es, dass ich die erste von vielen Stuhlproben entnahm.

Nie zuvor musste ich in meinem eigenen Kot wühlen, geschweige denn mit einem kleinen Löffel eine ordentliche Portion davon in einen Behälter schaufeln. Aber ich tat es, ohne dabei Ekel zu verspüren, schließlich erhoffte ich mir eine Menge davon. Die brisante Post ging ans Labor, und das Ergebnis wurde mir wenige Tage später per Telefon mitgeteilt: wieder negativ – keine Auffälligkeiten. Langsam fragte ich mich, ob ich mir das alles nur einbildete. Wie konnte es sein, dass meine Anämie ursachenlos blieb und meine Verdauung komplett verrücktspielte, doch keiner der aufgesuchten Mediziner Rat wusste? Erschuf ich mir die Verdauungsprobleme durch meine negative Gedankenwelt selbst? Auf dem Papier funktionierte meine Verdauung ganz normal, aber das tat sie nicht. Um Himmels willen, das war alles nicht normal!

Scheiß auf die Broschüre

Als ich schließlich zur Besprechung der Stuhlprobe erneut in der Praxis antanzte, schneite der Arzt herein, drückte mir eine Broschüre über das Reizdarmsyndrom in die Hand und entließ mich mit den Worten: »Damit müssen sie sich jetzt abfinden. Es kann phasenweise besser werden, aber es ist wahrscheinlich, dass Sie für immer mit dem Reizdarmsyndrom zu kämpfen haben werden. Haben Sie noch Fragen? Nein? Kommen Sie jederzeit wieder!« Ehe ich die Information verarbeiten konnte, war der Doc bereits verschwunden. Wurde ich gerade wirklich mit dieser lieblos gestalteten und alles andere als einfühlsamen Broschüre nach Hause geschickt? Keine Hoffnung auf Genesung, keine Erklärung, einfach so? Ich verstand nicht, wie mich eine »Jameda«-Koryphäe mit einer derart ernüchternden Diagnose und lahmen Broschüre abwatschen konnte. Wütend radelte ich nach Hause, unternahm einen

Frustlauf durch den Wald und versank in Gedanken. Was war los mit mir? Sollte mein Leben wirklich so weitergehen?

Die Broschüre landete nach kurzem Durchblättern im Müll. Den Inhalt kannte ich bereits aus eigenen Recherchen, und außerdem verband ich den Drei-Minuten-Arzt damit. Scheiß drauf!, sagte ich mir. Die wollen mir nur nicht helfen. Diese Uni-Theoretiker haben doch keine Ahnung! Ich frage jetzt die echten Experten im Internet. In den kommenden Wochen und Monaten vertiefte ich meine Recherchen zu Ernährung, Physiologie und Pathophysiologie von Verdauungsproblemen. Von Ärzten wollte ich erst einmal nichts mehr wissen. Ich hatte die Schnauze voll.

Ich verlor eine Zeit lang den Glauben an Wissenschaft und Medizin und flüchtete mich lieber in alternative Ansätze, zu denen ich im Internet genügend Lesestoff für die nächsten hundert Jahre fand. Anstatt beiden Welten Gehör zu verleihen, sprang ich von einem Extrem ins andere – von ärztlich verschriebenen Präparaten zu stark alternativmedizinischen Praktiken und zurück. In dieser Zeit verstärkte sich zudem mein Interesse für Ernährung, was schlussendlich dazu führen sollte, dass ich Ökotrophologie in Gießen zu studieren begann. Doch vorher sollte noch ein von Darmwinden dominiertes Jahr folgen. Den Studiengang Verkehrssystemmanagement hängte ich derweil unfreiwillig an den Nagel. Ich hatte durch die Verdauungsprobleme so viel Stoff verpasst, dass ich die Lust daran verlor.

Ich sog die neuen Informationen und Tipps, die ich im Internet fand, förmlich auf und wandte sie in meiner Verzweiflung ohne Hinterfragen sofort an. So versuchte ich mein Glück mit jeder Ernährungsform, die man sich nur vorstellen kann. Innerhalb eines Jahres stellte ich meine Ernährung Dutzende Male um und sprang von Paleo über Low Carb zu Trennkost, vom Wasserfasten zum intermittierenden Fasten und schließlich zu High Carb. Darüber hinaus experimentierte ich mit wahrscheinlich jedem erhältlichen Mittel gegen Blähungen – mit Einläufen, verschiedenen Mahlzeiten-Timings, Superfoods, fermentierten Lebensmitteln, Tees, der Eliminationsdiät, Bauchmassagen, Meditation und vielen weiteren Dingen, auf die ich in Teil vier ausführlicher eingehen werde. Manches half, doch das meiste brachte herzlich wenig, sosehr ich auch daran glauben wollte.

Stuhlproben-Blues

Ernüchtert von den vielen missglückten Ansätzen meiner Selbsttherapie und der Diagnose Reizdarm, versuchte ich mein Glück bei einer Heilpraktikerin. Zunächst war die Angst vor einer weiteren Enttäuschung groß und die Scham zu präsent, meine Verdauungsbeschwerden erneut im nötigen Detailreichtum zu beschreiben. Doch einige der Personen, die von meinem Problem wussten, rieten mir vehement dazu und hatten mich irgendwann so weit. Den Kontakt zur Heilpraktikerin stellten meine Pateneltern her, denen ich einige Zeit zuvor ebenfalls von meinen

Beschwerden erzählt hatte. Der erste Eindruck war sehr positiv. Den alternativen Heilmethoden stand ich mittlerweile ohnehin offen gegenüber. So entwickelte sich das Gespräch zu einem Dauernicken und Grinsen auf meiner und mit den schulmedizinischen Kollegen immer härter ins Gericht gehenden Ausführungen auf der anderen Seite. Ich war so froh darüber, dass sich offenbar jemand in meine Lage versetzen konnte, dass ich die Winde, die sich einen Weg aus meinem Darm bahnen wollten, kaum bemerkte. Die Therapeutin sagte schließlich das, worauf ich so sehr gehofft hatte: »Das Reizdarmsyndrom muss nicht das Ende vom Lied sein.« Von Unheilbarkeit könne keine Rede sein, schon gar nicht nach solch einer mangelhaften Untersuchung durch den Gastroenterologen. Ihrer Erfahrung nach würden Schulmediziner viel zu voreilig eine Diagnose fällen, statt das Mikrobiom des Darms genauer zu untersuchen und gegebenenfalls gezielt zu behandeln. So erzählte sie mir von anderen Patienten, die ähnlich verzweifelt waren wie ich und sich von Schulmedizinern im Stich gelassen fühlten. Bei fast allen konnten die Beschwerden massiv gelindert werden, so ihr vielversprechendes Resümee. Wie es dann weiterging? – Stuhlprobe, die zweite.

Wurden die ersten Stuhlproben nur nach Blut und Pilzen untersucht, wollte die Heilpraktikerin die Besiedlung meines Darms kennenlernen. Konnte es sein, dass ein Ungleichgewicht der Darmbakterien zu diesem Dilemma geführt hatte?

Die Auswertung meiner zweiten Stuhluntersuchung brachte folgende Ergebnisse:

- Gesamtzellzahl der Mikroorganismen im Normbereich
- verminderte E. coli und Enterokokken (Leitkeime des darmassoziierten Immunsystems)
- vermehrte potenziell pathogene Enterobakterien (proteolytische Keime)
- reduzierte Bifidobakterien
- pH-Wert zu hoch im alkalischen (basischen) Bereich
- keine Schimmelpilze und kein vermehrtes Hefepilzwachstum

Konkret bedeutete das in meinem Fall eine Floraveränderung mit folgenden möglichen Symptomen:

- reduzierte Leistung des Darmimmunsystems
- entzündliche Schleimhautveränderungen
- Toxinbelastung des Organismus
- Leberbelastung und Alkalisierung des Bakterienmilieus (Reduzierung der Milchsäurebakterien)
- Meteorismus (Blähbauch)
- schlechte Nährstoffversorgung der Dickdarmschleimhaut
- verminderte Peristaltik (Darmbewegung)

Da stand ich nun, den Befund in der Hand, und war erleichtert. Erleichtert, weil ich endlich schwarz auf weiß ein Ergebnis hatte, mit dem man arbeiten konnte. Zwar konnte mir niemand mit Gewissheit sagen, dass meine unsäglichen Blähungen nach der verschriebenen Behandlung mit

Darmbakterien aufhören würden, aber ich war zuversichtlich. Immerhin wusste ich nun dank der Untersuchung meines Darmmilieus, dass meine Beschwerden eine Ursache hatten.

Das längste Jahr

Nachdem der Befund da war, ging alles ziemlich schnell. Ich erhielt drei Präparate, die ich während der kommenden sechs Monate einnehmen sollte. Ihre wichtigsten Inhaltsstoffe waren milchsäurebildende Bakterien, E. coli und *Enterococcus faecalis*.* Nach den ersten Einnahmen hätte ich sie am liebsten gleich wieder weggeworfen. Alles wurde noch schlimmer. Bis dahin ging ich nicht davon aus, dass das überhaupt möglich gewesen wäre. Aber das war es. Die Beschwichtigungen der Packungsbeilage, dass man eine Eingewöhnungsphase einplanen sollte, beruhigten mich keineswegs. Nachdem mich die Blähungen seit deutlich über einem Jahr fest im Griff hatten und nun endlich Land in Sicht zu sein schien, kam das? Das musste ein schlechter Witz sein!

Doch Geduld zahlt sich aus – nach wenigen Tagen ging es plötzlich bergauf. Den Tag, an dem ich zum ersten Mal

---

* Beides sind natürlich vorkommende Darmbakterien. Obwohl E. coli häufig für Negativschlagzeilen sorgt, hat die Untersuchung meiner Darmflora gezeigt, dass ich genau von diesen Bakterien zu wenig hatte. Später werden wir noch tiefer in die Bakterienkulturen unseres Darms eintauchen.

seit über einem Jahr beschwerdefrei einkaufen gehen konnte, werde ich nie vergessen. Es schien so irreal. Es war komisch, sich auf einmal wieder frei im Supermarkt bewegen zu können, ohne zwischendurch den Einkaufswagen hastig und pobackenzusammenkneifend in abgelegene Ecken manövrieren zu müssen. Ich konnte gemütlich durch die Gänge schlendern und einfach stöbern, ganz ohne Druck. So alltäglich das für viele Menschen auch sein mag: Ich genoss den Einkauf.

Was ich jedoch viel mehr genoss, war meine wiederentdeckte Lebensfreude. Fast schien es, als hätte ich sie in den Monaten zuvor herausgepupst. Doch sie war zurück. Und der Moment, als mir meine Freundin ganz aufgelöst sagte, dass sie meine witzige Art so sehr vermisst hatte, treibt mir auch heute noch Tränen in die Augen. Plötzlich sah ich wieder mehr als nur Sport, Ernährung und Internetforen. Ich erkannte: Das Leben ist zu kurz, um ständig in Angst vor dem nächsten Furz zu leben.

Allerdings gab es auch während der sechsmonatigen Bakterientherapie immer wieder Höhen und Tiefen. An manchen Tagen und teilweise über Wochen meldeten sich die Blähungen mit alter Kraft zurück und trieben mich beinahe in den Wahnsinn. Insbesondere während dieser phasenweisen Verschlechterungen recherchierte ich erneut nach ergänzenden Maßnahmen. Wieder einmal stellte ich meine Ernährung um. Ich hatte bereits zig Diäten und Ernährungsumstellungen ohne spürbaren Erfolg hinter mich gebracht, doch diesmal sollte alles anders werden. Von heute auf morgen ernährte ich mich vegan. Einfach so. Ein radikaler Schritt für einen halb brasilianischen Fleischliebhaber, der im Land des Schwenkens (aka Saarland) aufgewachsen ist. Den Entschluss fasste ich im Sommer 2013, als die vegane Ernährungsweise zum ersten Mal in der breiten Öffentlichkeit Beachtung fand. Als ich wenige Monate zuvor im ICE nach München in der Zeitschrift *Men's Health* einen Artikel über Veganismus gelesen hatte, dachte ich nur, die spinnen doch mit ihrem Gutmenschenschwachsinn. Kein halbes Jahr später war ich selbst zum Pflanzenfresser mutiert.

Meine Beweggründe waren eindeutig: Ich wollte die benebelnde Gaswolke verlassen, die immer noch meinen Alltag bestimmte. Und weil die tierfreie Ernährung so häufig in Internetforen, auf YouTube und Blogs empfohlen wurde und Attila Hildmann mit seinen veganen Kochbüchern gerade durchschlagenden Erfolg feierte, wollte ich es auch damit probieren. Verlieren konnte ich ja ohnehin nichts.

Der Entschluss war gefasst, doch ich war ratlos, wie genau nun mein Speiseplan aussehen sollte. Mein Frühstück, das abwechselnd aus Eiern, Camembert und Müsli mit Quark bestand, musste ich aufgeben – so viel stand fest. Ach was, eigentlich musste ich alle Mahlzeiten veganisieren. Ein paar Tage und Rezeptideen später, stand mein vorübergehender Ernährungsplan. Morgens gab es ab sofort Müsli mit einem Pflanzendrink (mach's gut, Magerquark!) oder grüne Smoothies. Mittags sorgten Reis, Quinoa, Bohnen, Nudeln oder Linsen mit Gemüse für Sättigung, und abends waren Kartoffeln mit Tofu meine Favoriten. Doch das Ende vom Lied: Die Blähungen blieben. Hatten die

Vegan-Gurus und selbst ernannten Ernährungsexperten nicht von einer sagenhaften Verbesserung des Wohlbefindens und den gesundheitlichen Vorzügen geschwärmt? Alles, was ich davon spürte, waren laue Lüftchen. Zumindest vorerst.

Ich hatte das Gefühl, dass mein Körper seine Fleischeslust durch anale Trompetenkonzerte äußerte. Innerlich hakte ich das Vegan-Experiment schon als gescheitert ab – genauso wie die 3465 anderen Diäten und Nahrungsumstellungen, die mit vielversprechenden Erfahrungsberichten lockten und schlussendlich nichts an meinem Problem änderten. Doch ich musste meinem Verdauungstrakt wohl erst etwas Zeit zur Umgewöhnung an die neue Ernährungsweise gönnen. Gleichzeitig verschlang ich am laufenden Band Bücher über Bakterien, Physiologie und Ernährung, sprach mit Experten – sowohl Schulmedizinern als auch alternativen Therapeuten – und fand Strategien, die langsam, aber sicher eine positive Wirkung zeigten. Meine eigenen Erfahrungen und die Erkenntnisse, die ich aus Büchern und Gesprächen aufsog, fanden schließlich Einzug in meine Therapie. Ich entwickelte meinen eigenen Ernährungsplan – die *Low FART Diet*, die ich dir später ausführlich vorstellen werde. Nach diversen Wundermitteln, Einläufen, Stuhlproben, Ernährungsexperimenten, Fasten, Atemübungen und Lebensmittelkombinationen hatte ich den Weg gefunden, der mich vom Blähbauch befreite. Wir werden uns in Teil vier genauer anschauen, was wirklich hilft, ohne dabei unnötig viel Geld ausgeben und auf Genuss verzichten zu müssen.

Etliche Hochs und Tiefs später, ging es nun spürbar bergauf, ich konnte wieder Lebensmittel essen, die ich lange Zeit von meiner Liste gestrichen hatte (zum Beispiel alle Kohlsorten, fast alle Früchte und Vollkornprodukte). Ich fühlte mich frei. Frei von der Angst, inmitten einer intimen Situation einen stinkenden Pups nicht einhalten zu können. Frei vom Drang, ständig die Beine überkreuzen und die Luft anhalten zu müssen. Diese Freiheit schenkte mir mein verlorenes Selbstvertrauen zurück, das lange Zeit durch Essstörung und Blähbauch verschwunden war.

Und meine Essstörung? Die bekam ich, nachdem ich meine Verdauung endlich unter Kontrolle hatte und dadurch die Nahrung wieder angemessen verwerten konnte, weniger Sport machte und viel Zeit mit Selbstreflexion verbrachte, ebenfalls in den Griff. Heute kann ich unbeschwert essen. Wann ich will, was ich will und so viel ich will. Nie fühlte ich mich besser als jetzt, während ich diese Zeilen schreibe. Mir wird klar, dass die psychische und physische Belastung endgültig der Vergangenheit angehört. Und ich merke, dass das Schreiben ein Ventil für mich ist. Ein Ventil für all die Anspannung, Trauer und Angst, die mein Leben bestimmten. Aber auch eine Möglichkeit, um meine Erfahrungen, mein angeeignetes Wissen und konkrete Tipps an andere weiterzugeben, die unter den gleichen Problemen leiden und nach einer Lösung suchen.

TEIL 3

VERDAUUNG VERSTEHEN

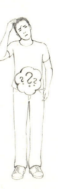

»Stets muss die Praxis auf guter Theorie beruhen.«
– Leonardo da Vinci

Wie wir verdauen

Manchmal fühle ich mich, als würde alle Last der Welt auf meinen Schultern tanzen. Das Gefühl kennt jeder. Oft sind es die vielen Entscheidungen, die uns das Leben abverlangt und uns den letzten Nerv rauben. *Soll ich? Darf ich? Muss ich?* – Ein überwältigendes Gefühl. Seit ich mich aufgrund der Blähungsproblematik intensiv mit dem Thema Verdauungstrakt befasse, sehe ich all das in einem anderen Licht. Denn was unser Magen-Darm-Trakt tagein, tagaus leistet, ist schier unfassbar. Und das sogar, ohne dass wir etwas davon mitbekommen. Meistens zumindest.

Während ich wegen zwei, drei Entscheidungsproblemen in Panik gerate, muss unser Verdauungstrakt (genauso wie unser gesamter Organismus) nonstop entscheiden. *Sind die Chips zu fettig? Können wir mit der Laktose etwas anfangen? Brauchen wir gerade Aminosäuren? Was ist das für ein Stoff? Ist er schädlich?* – Das ist nur ein Auszug des gastrointestinalen Fragenkatalogs, auf dessen Basis unser Magen-Darm-Trakt uns vor unliebsamen Stoffen schützt. Diese Entscheidungsmaschinerie ist nicht zuletzt wegen der Symbiose zweier Lebensformen (Bakterien und Eukaryoten – zu Letzteren zählen wir Menschen) so effektiv. Auf sieben Metern,[*] auf denen menschliche Zellen und etwa zehnmal so viele Bakterien[**] aufeinandertreffen, geschieht Magisches: Aus verwertbaren Nahrungsbestandteilen wird Energie. Der Rest wird aussortiert und ausgeschieden. Und egal ob Fast Food oder Haute Cuisine – am Ende bleibt nicht mehr als ein Haufen Kot übrig.

Auf den folgenden Seiten werden wir uns mit ebendiesem Vorgang beschäftigen. Wir werfen einen genauen Blick auf den Verdauungsvorgang, vom Speichelfluss bis zur Defäkation. Doch keine Angst, ich werde mich nicht in Details verlieren, es sollen hier nur die wichtigsten Grundlagen erörtert werden. Trotzdem müssen wir die Grundzüge dessen verstehen, was zwischen Festmahl, Stuhlgang

---

[*] Die durchschnittliche Länge des Darms (Dünn- und Dickdarm exklusive Magen und restlichem Verdauungstrakt).

[**] Die Angaben basieren auf wissenschaftlichen Schätzungen; das Verhältnis von Menschenzellen zu Bakterien schwankt je nach Quelle zwischen 1:1 und 1:100.

und Pups passiert, um unsere Verdauung nachhaltig zu optimieren.

Damit dieser recht theoretische Teil so leicht wie möglich zu verstehen ist, habe ich mich für eine Visualisierung entschieden. Hierzu führe ich das »Törtchen« ein. In diesem Sinne bitte ich dich, dir jetzt ein Törtchen vorzustellen, auf das du richtig Lust hast – ganz egal, ob luftig oder schwer, fruchtig oder sahnig, mit Erdbeeren oder Schokolade. Je mehr Speichel dabei fließt, desto besser. Warum? Weil wir durch Verbildlichungen besser und nachhaltiger verstehen und lernen. Das ist der Grund, weshalb Menschen mit einem erschreckend leistungsstarken Gedächtnis auf Geschichten setzen. So werden beispielsweise wahllos ausgewählte Ziffernfolgen nicht stupide auswendig gelernt, sondern in kleine Geschichten eingebunden. Auch jeder Schüler und Student kennt das. Das Skript auf Dauerschleife durchzulesen beruhigt vielleicht das Gewissen, weil man das Gefühl hat, lange gelernt zu haben, doch effektives Lernen sieht anders aus. Viel effektiver sind Ansätze von Trainern wie Vera F. Birkenbihl und Co., die auf die Verknüpfung verschiedener Sinneseindrücke setzen. Deshalb wird es dir mithilfe unseres Törtchens leichterfallen, den einzelnen Stationen im Verdauungstrakt zu folgen. Zudem stehen die Chancen gut, dass du Törtchen magst. Und außerdem esse ich gerade eins, während ich das Kapitel strukturiere.

Die Reise beginnt

»Gut gekaut ist halb verdaut«, wusste schon Mutti und hatte recht, als sie mein zugegebenermaßen schnelles Kauwerk zu bremsen versuchte. Also, schön das Törtchen zum Mund führen und einmal abbeißen, bitte! Beim gründlichen Kauen entfalten sich die verschiedenen Aromen der Wunderkreation unserer imaginären Backkunst. Die Form des Törtchens – der Bissen heißt jetzt übrigens »Bolus« – zerfällt, der Teig vermischt sich mit unserem Speichel, und die Geschmacksrezeptoren tanzen wild vor Freude. Bereits vor dem ersten Bissen wurde die Verdauung vorbereitet: Speichel wurde produziert, und Sinneseindrücke wie Duft und Anblick sorgten für die Produktion von Verdauungssäften in der Bauchspeicheldrüse.

Während unser Bewusstsein noch auf Genuss fokussiert ist und versucht, die fünf Geschmacksqualitäten süß, salzig, sauer, bitter und umami zuzuordnen, hat die Verdauung schon längst begonnen. In gewisser Weise ist auch unser Gebiss Teil des Verdauungssystems, schließlich wird damit die Nahrung zerkleinert. 32 Zähne zermürben unser Törtchen und formen es im Zusammenspiel mit der Zunge zum Bolus, der von Größe und Beschaffenheit nun bereit ist für die Rutschpartie in Richtung Magen. Neben der mechanischen Verdauung durch unsere Zähne beginnt die chemische Verdauung mit den Enzymen unseres Speichels. Pro Tag produzieren wir übrigens bis zu anderthalb Liter Speichel. Verrückt, wenn man sich eine Literflasche Wasser zum Vergleich anschaut. Zu den Hauptaufgaben des Speichels gehören unter anderem die Verbesserung der Gleitfähigkeit unseres zerkauten Törtchens und die Verdauung von Stärke. Zu diesem Zweck greifen die Enzyme der α-Amylase-Armee* die Stärkemoleküle im Mehl unseres Törtchens an. Diese Mehrfachzucker werden bereits im Mund bis zu 50 Prozent verdaut – je länger wir kauen, desto gründlicher ist dieser erste Schritt. Kauen wir beispielsweise lange genug auf Vollkornbrot herum, so schmecken wir den Angriff des α-Amylase-Enzyms sogar. Aus dem herzhaften Brot wird ein süßlich schmeckender Nahrungsbrei. Zudem sondern unsere Zungengrunddrüsen fettspaltende Enzyme (die Lipasenarmee) ab, die jedoch erst im Magen zum Einsatz kommen werden.

Nach gründlichem Kauen geben wir dem Bolus – ehemals Törtchenstück – mithilfe der Zunge einen sanften Stoß, sodass er die Speiseröhre hinunterrutschen kann. Dabei sorgt ein ausgeklügeltes System unter Regie des Kehldeckels dafür, dass der Bolus nicht versehentlich in die benachbarte Luftröhre plumpst. Und wenn es doch mal passiert, wir uns also verschlucken, setzt automatisch ein Mechanismus ein, der das fehlgeleitete Essen wieder nach oben befördert.

---

* α-Amylase, auch Ptyalin genannt, ist ein Verdauungsenzym, das mit dem Speichel abgegeben wird. Die Armee besteht also aus Abertausenden von kleinen Enzymen, die bestimmte Kohlenhydrate aus der Nahrung bereits im Mund angreifen und zerkleinern.

Ganz schön sauer

Durch die 25 bis 30 cm lange Speiseröhre gelangt unser Bolus nun in den Magen. Und der ist ganz schön sauer. Nicht auf uns, weil wir uns mal wieder ein Törtchen gegönnt haben, sondern auf Eindringlinge, die hier nicht hingehören. Der Magen ist sozusagen die erste große Bastion unseres Verdauungstrakts und sorgt durch sein saures Milieu für angemessenen Schutz. Wie beim gesamten Verdauungsapparat kann einem bei genauerer Betrachtung schon mal die Kinnlade auf den Tisch fallen: Der menschliche Körper ist ein Wunderwerk der Natur. Überall finden wir Schutzwälle, wie unsere Haut, die uns vor unliebsamen Substanzen von außen abschirmen. Ebenso Augenbrauen und Wimpern, die unsere Augen schützen, oder die Nasenhaare, die unser wichtiges Riechorgan vor potenziell feindlichen Stoffen bewahren.

Genauso verhält es sich im Magen. In dem etwa 1,2 bis 1,6 Liter fassenden Sack fällt das Törtchen nun in einen See aus Magensaft. Dessen Bestandteile (unter anderem Wasser, Schleim, Salzsäure und Pepsin) fangen sofort an, unser Törtchen weiter zu zersetzen. Täglich produzieren wir mit etwa 2,5 Litern Magensaft pro Tag die Menge an Flüssigkeit, die viele Menschen an warmen Tagen trinken. Hat man Probleme mit Sodbrennen, liegt das übrigens an einem gestörten Verschlussmechanismus am Übergang zwischen Speiseröhre und Magen. Die Schmerzen resultieren aus der Schädigung und Entzündung der empfindlichen Schleimhäute durch den Magensaft. Die saure Flüssigkeit enthält mit Pepsin ein Enzym, das im Magen mit dem Abbau von Proteinen beginnt. Der niedrige pH-Wert ist nicht nur Schutz, sondern auch für die Proteinverwertung wichtig. Das saure Milieu sorgt für die Denaturierung von Eiweiß, das in unserem Törtchen beispielsweise in Mehl und Nüssen steckt. Erst durch diese Strukturveränderung kann das Pepsin so richtig mit der Arbeit loslegen und Proteine verdauen. Bis das Törtchen seine Reise fortsetzt und den Magen verlässt, dauert es übrigens bis zu sieben Stunden. Die Magenverweildauer ist von verschiedenen Faktoren abhängig: Konsistenz und Struktur der Mahlzeit, Nährstoffzusammensetzung und Energiedichte.

Nebenschauplätze

Bevor wir unser Törtchen auf seinem weiteren Weg durch Dünn- und Dickdarm begleiten, schauen wir uns die nicht weniger wichtigen Nebenschauplätze der Verdauung an. Denn jede Kette ist bekanntlich nur so stark wie ihr schwächstes Glied. Und das gilt auch für unseren Magen-Darm-Trakt. Der Einfachheit halber fasse ich Leber, Gallenblase und Pankreas an dieser Stelle als Verdauungsdrüsen zusammen. Diese Drüsen tun primär das, was Drüsen am besten können: wichtige Substanzen bilden und dorthin abgeben, wo sie gebraucht werden. Verdauung findet also nicht in einem geschlossenen System aus Magen und Darm statt, sondern ist auf die Mithilfe kleiner und großer Drüsen angewiesen, die wichtige Werkzeuge für die reibungslose Arbeit des Verdauungstrakts liefern.

Leber

Die Leber ist mit 1500 bis 2000 Gramm die größte Drüse des menschlichen Körpers. Sie tut sich nicht nur durch ihre Größe hervor, sondern übernimmt einige wichtige Aufgaben. Sie ist die Entgiftungsanlage unseres Organismus, zudem maßgeblich am Stoffwechsel von Kohlenhydraten, Fetten und Proteinen beteiligt und synthetisiert unter anderem Cholesterin, Harnstoff und Galle. Ohne Letztere würden wir übrigens keine Fette verdauen können. Nach ihrer Synthese in der Leber zieht sie weiter zur Gallenblase, wo die Gallenflüssigkeit auf ihren Einsatz im Dünndarm wartet (siehe Gallenblase).

Nach Absorption im Dünndarm werden Nährstoffe über die Blutbahn zur Leber transportiert, wo sie nach Bedarf entweder eingelagert oder zu ihrem Bestimmungsort weitergeleitet werden. Vor allem Kohlenhydrate werden hier als Glykogen eingelagert. Dieses Glykogen fungiert als Speicherform von verwertbaren Einfachzuckern und ist sozusagen unser »Kohlenhydrat-Tagesgeldkonto«. Tagesgeldkonto deshalb, weil wir an einem Gramm Glucose zwei bis drei Gramm Wasser binden (ziemlich gute Zinsen) und trotzdem (im Gegensatz zum Festgeldkonto) beliebig oft darauf zugreifen können. Die Leberzellen sind zudem mit der Eigenschaft ausgestattet, Zucker in Fette und Aminosäuren in Zucker umzuwandeln. Dabei gehen zwar ein paar Prozent der jeweils verfügbaren Energie verloren, doch diese Umwandlungen waren vor allem für unsere Vorfahren von elementarer Bedeutung. Als Nahrung noch Mangelware war, musste unser Körper mit dem wirtschaften, was ihm zur Verfügung stand, und so entwickelten sich im Laufe der Evolution Mechanismen, die unser Überleben möglichst lange sichern sollten. So auch in der Leber. Hätten sich unsere Ahnen genüsslich mit Kohlenhydraten vollgefuttert, wäre der Überschuss nach begrenzter Einlagerung als Glykogen in Muskeln und Leber ohne die Möglichkeit zur Umwandlung von Zucker in Speicherfett ausgeschieden worden. Eine Verschwendung, die sich kein Mensch vor wenigen Jahrzenten hätte leisten können. Was für unsere bis auf wenige Ausnahmen ständig hungernden Vorfahren noch ein Segen war, ist in heutiger Zeit einer der Gründe für die schnelle Ausbreitung von Fettleibigkeit.

Gallenblase

In freudiger Erwartung empfängt die Gallenblase die Gallenflüssigkeit. Ihre Hauptaufgabe besteht in der Zwischenlagerung der in der Leber gebildeten Gallensäfte – sie ist also eine Art Gallenreservoir. Entspannt sich nun der bei Verdauungsruhe zusammengezogene Ringmuskel am Übergang zwischen Gallengang und dem oberen Teil des Dünndarms (Zwölffingerdarm), fließt die Gallenflüssigkeit zu ihrem eigentlichen Einsatzort, wo sie für die Verdauung von Fetten unersetzlich ist.

Will man eine fettige Pfanne nach dem Braten wieder blitzblank in den Schrank stellen, greift man zu Spülmittel. Dabei handelt es sich um das Pendant zur körpereigenen Gallenflüssigkeit. Wie Spülmittel sorgt Galle dafür, dass sich Fett und Wasser vermischen. Sie verhindert, dass sich wie bei einer Suppe Fettaugen – also Fetttröpfchen, die sich nicht in Wasser lösen – in unserem Darm bilden. Ohne Gallenflüssigkeit würde der wertvolle Nährstoff einfach durch uns durchrutschen, denn die Fett verdauenden Enzyme hätten keine Chance, sich an ihn zu heften und ihrer Arbeit nachzugehen.

Pankreas

Das Pankreas, auch bekannt unter dem Namen Bauchspeicheldrüse, ist eine weitere wichtige Drüse, die bei unserer Verdauung eine zentrale Rolle abseits der Hauptschauplätze spielt. Ohne sie würde das im Magen sauer gewordene Törtchen nicht neutralisiert werden, unsere Blutzuckerregulation nicht funktionieren und es keine Verdauungsenzyme für Fette, Proteine und Kohlenhydrate im Dünndarm geben.

Die hier produzierten Verdauungsenzyme bilden zusammen mit Hydrogencarbonat die Zutaten für den Pankreassaft. Im Saft befinden sich unter anderem Protein verdauende Proteasen, Fett spaltende Lipasen und Kohlenhydrat verdauende Amylasen. Wenn das Pankreas etwas verbockt, werden die wichtigen Nährstoffe im Dünndarm nicht anständig verdaut und gären im Dickdarm vor sich hin.

Doch woher weiß die Bauchspeicheldrüse, wann sie ihren Verdauungscocktail bilden soll? Sinneseindrücke – wie der Anblick und Geruch des Törtchens – triggern bereits vor dem ersten Bissen die Bildung des Verdauungssafts. Der zweite wichtige Trigger sind zwei Hormone der Dünndarmschleimhäute, die durch den Nahrungsbrei aktiviert werden. Apropos Hormone: Die Zellen der Bauchspeicheldrüse synthetisieren wichtige Hormone wie Insulin, Glukagon, Somatostatin und Ghrelin.

> **Die Funktionen der wichtigsten Pankreashormone und -enzyme im Überblick**
>
> **Insulin** Gegenspieler von Glukagon; sorgt für die Aufnahme von Blutzucker in die Zellen und senkt den Blutzuckerspiegel; fördert die Einlagerung von Glykogen und Fett als Energiereserven.
> **Glukagon** Gegenspieler von Insulin; regt den Abbau von Glykogen zu Glucose an und hebt dadurch den Blutzuckerspiegel; mobilisiert Energiereserven (Fette und Glykogen) in Hungerphasen.
> **α-Amylase** haben wir bereits während des Kauvorgangs kennengelernt. Auch weiter unten im Verdauungstrakt kommt sie noch einmal zum Einsatz und sorgt im Dünndarm für die Zerlegung von Stärke in kleinere Zuckerverbindungen.
> **Pankreaslipasen** benötigen Gallensalze, um Fette in ihre verwertbaren Einzelteile zu zerlegen, und werden ebenfalls vom Pankreas synthetisiert.
> **Somatostatin** wird auch als »Universalbremse« bezeichnet; hemmt die Ausschüttung von Insulin und Glukagon; hemmt die Sekretion von Magensäure und Pankreassaft sowie die Muskelaktivität von Magen und Darm und verschlechtert somit die Nährstoffausbeute bei der Verdauung.
> **Ghrelin** fördert das Hungergefühl und führt zur Ausschüttung von Wachstumshormonen; paradox: Bleibt das Hungergefühl aus (zum Beispiel bei Patienten mit Prader-Willi-Syndrom), sind die Ghrelin-Werte massiv erhöht.

Die menschliche Tankstelle

Nachdem unser Törtchen – inzwischen nennen wir es nicht mehr Bolus, sondern Chymus (Speisebrei) – etwa fünf Stunden im Magen* hin und her geschaukelt wurde und die Verdauung seiner Kohlenhydrate, Fette und Proteine begonnen hat, gelangt es nun in den Dünndarm. Dieser ist in drei Abschnitte aufgeteilt: Zwölffingerdarm (Duodenum), Leerdarm (Jejunum) und Krummdarm (Ileum). Der Zwölffingerdarm verdankt seinen Namen übrigens seiner Länge von 25 bis 30 Zentimetern (zwölf Fingerbreit lang) und ist damit der kürzeste Teil des insgesamt drei bis fünf Meter langen Dünndarms.

Um komplexe Nährstoffe auf ihre verwertbare Basis runterzubrechen, greift unser Körper auf ein Arsenal von Werkzeugen zurück. Wir nennen sie Verdauungsenzyme, und ihre Aufgabe besteht darin, große Moleküle aufzuspalten, sodass unsere Dünndarmschleimhaut sie zur Blutbahn durchlassen kann. Die Proteine unseres Törtchens, die wir zum Beispiel im Mehl finden, werden von Proteasen zu Aminosäuren zerlegt. Fettmoleküle aus Öl, Butter oder Margarine werden dank der bereits vorgestellten hauseigenen Emulsionskomponente Galle für Verdauungsenzyme angreifbar gemacht und schließlich zu Fettsäuren gespalten. Die Zuckermoleküle aus dem Mehl

---

* Die Verweildauer im Magen variiert je nach Lebensmittel, Zusammensetzung der Speisen und Grad der Verarbeitung von weniger als einer Stunde bei Getränken bis zu sieben Stunden bei Grünkohl oder fettem Fleisch.

werden dank Amylasen im Dünndarm zu dem, was unser Hirn und unsere Muskeln so gerne verbrennen: Einfachzucker. Im Dünndarm findet das statt, was wir gemeinhin unter Verdauung verstehen: Die Aufnahme der allermeisten verwertbaren Nahrungsbestandteile. Wenn man so will, ist der Dünndarm unsere Tankstelle: Hier tanken wir die Nährstoffe auf, die später in den Zellen verbrannt oder anderweitig verwendet werden.

Dickes Ding

Wasser ist kostbar. Deshalb achten nicht nur wir beim Zähneputzen und Duschen auf einen sparsamen Verbrauch, sondern auch unser Körper – schließlich bestehen wir zu 50 bis 75 Prozent aus Wasser. Je nach Alter (je jünger, desto höher der Wasseranteil), Geschlecht (aufgrund ihres höheren Muskel- und geringeren Körperfettanteils haben Männer mehr Körperwasser) und Fettanteil (mehr Körperfett, weniger Wasser) variiert der Wasseranteil im Körper. Da unser Organismus nach wenigen Tagen ohne Wasser bereits stirbt, haben sich ausgeklügelte Systeme entwickelt, die die gleichen Funktionen wie der Wasserbecher beim Zähneputzen oder der Stöpsel beim Rasieren erfüllen: Sie sorgen für möglichst wenig Wasserverschwendung. Eines dieser Systeme ist der Dickdarm. Wenn unser Törtchen als Nahrungsbrei hier ankommt, enthält es noch zu viel Wasser. Es jetzt schon auszuscheiden, wäre Verschwendung pur. Und so ist die Hauptaufgabe des Dickdarms auf seinen rund anderthalb Metern Länge, den

Nahrungsresten möglichst viel Wasser zu entziehen. Damit der darauffolgende Stuhlgang nicht so schmerzhaft wird, sorgt der Dickdarm durch gleichzeitiges Beimengen von Schleim für einen guten Rutsch. Übrigens kommt es auch ohne Nahrungszufuhr zu Stuhlgängen. Denn über den Stuhl werden nicht nur Nahrungsreste, sondern auch kontinuierlich produzierter Verdauungsschleim und abgestoßene Darmzellen ausgeschieden.

Doch bevor es dazu kommt, machen sich hungrige Darmbakterien über die Überreste her. Nachdem sich der Dünndarm die Rosinen rausgepickt hat, kommen hier nur solche Stoffe an, die wir nicht aufnehmen können (zum Beispiel aufgrund von fehlenden Verdauungsenzymen für Ballaststoffe) oder wollen (zum Beispiel nach Überlastung des Dünndarms durch Fressorgien). Rund anderthalb Kilogramm uns in den allermeisten Fällen freundlich gesinnter Bakterien freuen sich auf ihr Festmahl. Dabei entstehen Gase (Minipupse aus Wasserstoff, Kohlendioxid, Schwefelwasserstoff und anderen Stoffen) und kurzkettige Fettsäuren. Die Gase werden uns im weiteren Verlauf des Buchs noch zur Genüge beschäftigen. Und auch die kurzkettigen Fettsäuren sind ein Stoffwechselprodukt der Bakterien unseres Dickdarms mit Auswirkungen auf unseren Organismus.* Um die Vorgänge und ihre Bedeutung für Blähungen zu verstehen, schauen wir uns nun die Parallelwelt der Darmbakterien im Detail an.

---

* Kurzkettige Fettsäuren dienen als Energiequelle für den Stoffwechsel der Dickdarmschleimhaut. Dadurch fördern sie unter anderem eine effektive Aufnahme von Wasser und Salzen im Dickdarm.

Unsere bessere (und größere) Hälfte

Der menschliche Körper beherbergt mehr Bakterien als Zellen. Glaubt man wissenschaftlichen Schätzungen, kommen auf jede menschliche Zelle zehn Bakterien. Doch so genau wissen wir es nicht. Da es bisher keine Möglichkeit gibt, unsere Untermieter tatsächlich zu zählen, müssen wir uns mit Schätzungen begnügen. In neueren Studien geht man jedoch von einem deutlich ausgeglicheneren Verhältnis aus. So behaupten die Wissenschaftler Ron Milo, Ron Sender und Shai Fuchs in ihrer Übersichtsarbeit, dass das oft zitierte Verhältnis von 1:10 falsch sei. Nach ihrer Schätzung bestehe der »Referenz-Mann« – so nennen sie den der Rechnung zugrunde liegenden 70 Kilo schweren, 1,70 Meter großen 20- bis 30-jährigen Mann – aus rund 30 Billionen menschlichen Zellen und etwa 39 Billionen Bakterien.[17] Dies entspricht einem deutlich reduzierterem Verhältnis von 1:1,3.

Diese neue Schätzung ändert allerdings nichts an der Tatsache, dass wir die Symbiose aus zwei Ökosystemen sind, wie es der Gastroenterologe, Wissenschaftler und Autor Alessio Fasano in seinem sehens- und hörenswerten Vortrag »The Gut Is Not Like Las Vegas: What Happens in the Gut Does Not Stay in the Gut«[18] formuliert. Und so wirkt es paradox, wenn wir zwanghaft versuchen, unsere Umwelt möglichst rein und bakterienfrei zu halten, während allein unser Dickdarm ein bis zwei Kilogramm Bakterien beheimatet.

Sollte uns das Sorgen bereiten? Ganz im Gegenteil! Bakterien sind nicht nur unsere ständigen Begleiter, sondern auch gute Freunde. Es gibt über 500 verschiedene Arten der kleinen Kerlchen, und gemeinsam ergeben sie das, was wir als Darmflora bezeichnen. Sie ist einzigartig. Jede einzelne Darmflora dieser Welt unterscheidet sich in ihrer Zusammensetzung. Das ist auch der Grund, warum jeder Pups anders riecht. Doch der Einfluss der Darmflora auf unseren Organismus ist viel weitreichender. Ihre Funktionen sind so vielfältig und verzweigt, dass ihre Erforschung noch in den Kinderschuhen steckt. Mit Gewissheit kann man jedoch sagen, dass sie unsere Energieausbeute im Verdauungstrakt, unser Immunsystem, unsere Vitaminversorgung und den Schutz vor schädlichen Bakterien stark beeinflusst. Neueste Forschungen zeigen sogar einen möglichen Zusammenhang zwischen Darmflora und einem erhöhten Risiko für Übergewicht, Diabetes und Arteriosklerose. Die Wissenschaft hat also einen neuen Angeklagten auf die lange Liste der Drahtzieher des Übergewichtskomplotts gesetzt. Genauer gesagt belegen die Studien, dass schlanke Menschen eine höhere Anzahl an Bakterien vom Typ *Bacteroidetes* und weniger *Firmicutes* in sich tragen.[19] Bei Übergewichtigen sei es umgekehrt. Glücklicherweise ist die Zusammensetzung der Darmflora nicht statisch, sondern kann durch gesunde Ernährung und gezielte Nahrungsergänzung verändert werden. Wie das genau funktioniert, werden wir uns später anschauen.

Wie unsere Darmflora entsteht, ist mindestens genauso interessant wie ihre Aufgaben – schließlich werden wir ohne Darmflora geboren. Der sterile Darm eines Neugeborenen will erst noch mit Bakterien gefüllt werden. Schon bei der Geburt gibt die Mutter im besten Falle Teile ihrer Darmflora an den Nachwuchs weiter. Bei einer natürlichen Geburt kommt das Kind automatisch mit wichtigen Bakterien aus der Vagina und dem Analkanal in Kontakt. Das mag vielleicht erst einmal unhygienisch klingen, ist aber durchaus gesund. Denn dabei handelt es sich um genau die Bakterien, die das Neugeborene braucht. Beim Kaiserschnitt hingegen ist die Besiedlung des sterilen Babydarms mit mütterlichen Bakterien kaum möglich. Das Kind wird in die Sterilität des Krankenhauses geboren. Was im ersten Moment hervorragend in unser Desinfektionszeitalter passt, ist scheinbar eine schlechte Voraussetzung für die Ausbildung einer gesunden Darmflora. Bei Kindern, die per Kaiserschnitt auf die Welt kamen, wurden deutlich weniger Milchsäure bildende Bakterien nachgewiesen als bei vaginal geborenen Kindern.[20] Auch das Stillen scheint eine entscheidende Rolle beim Aufbau einer intakten Darmflora im kleinen Babybauch zu spielen. So fördert das Stillen nicht nur die Bindung zwischen Mutter und Kind, sondern auch die Besiedlung mit guten Darmbakterien. Die Ergebnisse der niederländischen Geburt-Kohortenstudie KOALA deuten zudem darauf hin, dass die Kombination aus Hausgeburt und anschließender Fütterung mit Muttermilch die besten Voraussetzungen für eine günstige Zusammensetzung der Darmflora im Kindesalter aufweist.[21] Ungünstig auf die kindliche Darmflora würden sich zudem Frühgeburten, lange Krankenhausaufenthalte, Antibiotikatherapien und künstliche (parenterale) Ernährung auswirken.[22]

Doch nicht nur unsere ersten Stunden bis Monate haben einen großen Einfluss auf unsere Darmflora. Jede Entscheidung, die Ernährung und Lebensstil betrifft, schlägt sich auf unsere Darmgesundheit nieder. Das gilt auch im Alter noch. Während es beim Neugeborenen verschiedene äußere Faktoren sind, die die Darmflora nachhaltig formen, scheint es im Alter einen maßgeblichen Faktor zu geben. Im Rahmen der ELDERMET-Studie fanden Forscher heraus, dass die Darmflora von alten Menschen, die im Heim leben, signifikant weniger divers ist als die von Menschen, die auch im Alter in Gemeinden leben und somit ihre Essgewohnheiten weitgehend beibehalten.[23] Doch warum ist das so? Die Ernährung der Menschen in Langzeitheimen zeichnet sich unter anderem durch einen niedrigeren Ballaststoffanteil aus. Nicht nur der Wohnort ändert sich somit, sondern auch die Qualität der Nahrung nimmt ab. Bei den Gemeindebewohnern fanden die Forscher einen höheren Ballaststoffanteil, eine größere Vielfalt der Darmflora und im Allgemeinen einen besseren Gesundheitszustand.

---

* Das im Darm gebildete Vitamin B12 spielt für unsere Versorgung keine Rolle. Die Synthese in den Abschnitten, in denen es aufgenommen werden könnte, erfolgt in einem zu geringen Ausmaß. Und im Dickdarm ist es bereits zu spät.

** Der Bakterienstoffwechsel deckt bis zu 50 Prozent des Energiebedarfs der Kolonozyten.

Die wichtigsten Funktionen der Darmflora im Überblick

- Schutz vor unliebsamen Mikroorganismen
- Entwicklung und Aufbau des Immunsystems bei Säuglingen
- Barrierefunktion zur Aufrechterhaltung des Gleichgewichts im Darm
- Bildung von Vitaminen (Biotin, Vitamin B12* und K)
- Energiebereitstellung für die Zellen der Darmwand**

Auf dem stillen Örtchen

Ganz egal wie hübsch unser Törtchen einmal war, am Ende landet es als braune Ausscheidung in der Toilette. Neben unverdaulichen Nahrungsresten scheiden wir mit jedem Stuhlgang Wasser, abgestoßenes Gewebe, Verdauungssäfte und eine ordentliche Portion Darmbakterien aus – das Stuhlvolumen besteht normalerweise zu 30 bis 40 Prozent aus Bakterien. Dabei gilt die Regel: Je mehr Kohlenhydrate du isst, desto größer dein Stuhlvolumen und desto häufiger musst du aufs Klo. Dass wir unser großes Geschäft erst auf der Toilette und nicht unerwartet erledigen, haben wir in erster Linie drei Muskeln zu verdanken:

1. Innerer Schließmuskel – können wir nicht willentlich steuern
2. Äußerer Schließmuskel – können wir willentlich steuern
3. Musculus puborectalis (Schambein-Mastdarm-Muskel) – können wir willentlich steuern

Der letztgenannte Schließmuskel sorgt als Teil der Beckenbodenmuskulatur für einen »Knickverschluss« des Rektums. Doch der Musculus puborectalis ist überhaupt nicht gut auf unsere Wohlstandstoiletten mit Sitzfunktion zu sprechen.

Vielleicht kennst du das: Du sitzt auf dem Klo, willst dein Geschäft erledigen, aber auch nach minutenlangem Pressen und Durchforsten deiner Social-Media-Kanäle passiert – nichts. Und wenn doch, dann trennst du dich nur von einem winzigen Teil dessen, was eigentlich rausmüsste. Zurück bleibt ein unbefriedigtes Gefühl. Niemand mag halbe Sachen. Ein Blick auf die Anatomie des Menschen zeigt: Wir sind nicht für die Entleerung im 90°-Winkel gemacht, auch wenn das Wörtchen »Stuhl« in Stuhlgang etwas anderes suggeriert. In Wahrheit ist unser Analkanal so konzipiert, dass er in der Hockposition optimal funktioniert. Gut gehockt ist eben halb gek…

Doch wir müssen uns nicht gleich von unseren komfortablen Sitzklos verabschieden oder von nun an zum Kacken in den Wald gehen. Wir können die Annehmlichkeiten unserer Zeit jedoch ein Stück weit mit unserer natürlichen Haltung verbinden: Du rückst entweder einen kleinen Holzhocker oder einen anatomisch optimierten Toilettenhocker wenige Zentimeter vor die Toilettenschüssel und platzierst deine Füße in Hüftbreite darauf. Die Position wird sich zunächst komisch anfühlen, und du wirst vielleicht sogar das Gefühl haben, ins Klo zu fallen, doch sie hilft. Die Einnahme der Hockposition führt dazu, dass sich der Musculus puborectalis entspannt, was im 90°-Winkel aufgrund anatomischer Gegebenheiten nicht vollständig möglich ist. Die Darmentleerung wird dadurch gründlicher, angenehmer und schneller abgehakt. Vielleicht nimmt sich unser aufgeklärter Kulturkreis das zu Herzen und lernt von Menschen anderer Kulturen. Im Zuge der Flüchtlingskrise prallten nicht nur verschiedene Glaubensgerüste, sondern auch Toilettenkulturen aufeinander. Der vornehme Europäer will bitte im aufrechten und symmetrisch möglichst korrekten Winkel seine Notdurft verrichten, während viele Menschen aus Regionen des Nahen Ostens nur eine hockende Position kennen. Ausdruck der Inkompatibilität der konträren Ansätze sind Hinweise zur Toilettennutzung in vielen Flüchtlingsunterkünften. Darauf wird mit Piktogrammen gezeigt, wie die Toiletten hierzulande zu benutzen sind – und zwar bitte sitzend. Dem Hocken wird mit einem großen roten »Nein« in verschiedenen Sprachen Einhalt geboten. Doch ein paar findige Unternehmer haben mittlerweile eine Multikulti-Toilette entwickelt, die sowohl sitzend als auch hockend benutzt werden kann. Vielleicht wird das stille Örtchen somit zu einem Ort der kulturellen Annäherung. Denn offenbar ist unsere fortschrittliche Art, unseren Darm zu entleeren, nicht die einzige Möglichkeit und ganz sicher nicht das Optimum.

Verdauung in fünf Fakten

- Von den Enzymen der Mundhöhle bis zur Nahrung schwimmt alles, was unseren Verdauungstrakt passiert, in rund zehn Litern Flüssigkeit, die sich dort tagtäglich sammelt.
- Der Magen ist der sauerste Bereich unseres Verdauungstrakts und schützt uns dadurch vor unliebsamen Substanzen.

- Die Nährstoffaufnahme findet im Dünndarm statt. Hier werden die allermeisten Substanzen aus der Nahrung verwertet.
- Wir tragen mehr Bakterien als menschliche Zellen in uns. Diese Bakterien, die vor allem in unserem Verdauungstrakt leben, sind nicht nur wichtig für die Immunabwehr und Vitaminsynthese, sondern offenbar auch im Kampf gegen Übergewicht.
- Wir werden mit einem sterilen Darm geboren, und sowohl Geburtsart als auch die Säuglingsnahrung haben prägenden Einfluss auf unsere Darmflora.

Was wir verdauen

Facebook, Instagram und Internetforen sind ein Schlaraffenland, um die Gedanken anderer Menschen zu verfolgen, ohne gleich wie ein Stalker zu wirken. Die Anonymität des Internets erlaubt es, gesellschaftliche Trends zu beobachten und entsprechend darüber zu philosophieren. Dabei fällt mir immer wieder auf: Menschen haben offenbar große Angst vor Chemie. Nicht nur vor dem Schulfach, sondern vor Chemie in Kosmetik, Kleidung und Krautsalat aus dem Supermarkt. Ich sag's mal so: Wir können froh sein, dass Chemie in unserem Essen ist. Immer wiederkehrende Lebensmittelskandale und die daraus resultierende diffuse Verwendung des Begriffs »Chemie« führen zu Aussagen wie »In unserem Essen ist zu viel Chemie – ich weiß gar nicht mehr, was ich noch essen soll«. Dabei vergessen wir ganz, was Chemie im Essen überhaupt bedeutet. Wir assoziieren damit Negatives und meinen mit »zu viel Chemie im Essen« zu viele Farbstoffe, Geschmacksverstärker und

Konservierungsstoffe. Doch in Wahrheit gäbe es ohne Chemie im Essen kein Leben.

Jede Mahlzeit, jedes Lebensmittel, jeder Apfel besteht daraus. Kohlenhydrate, Fette, Proteine, Ballaststoffe, Vitamine, Mineralstoffe, Spurenelemente, ja, sogar das gute alte Wasser – alles Chemie. Nur damit wir uns nicht falsch verstehen: Auch ich finde die allermeisten chemischen Zusatzstoffe, die bis zur Unkenntlichkeit entstellt auf Lebensmittelverpackungen auftauchen, unnötig. Wobei gegen so ein bisschen Ascorbinsäure (ein hochtrabender Begriff für Vitamin C) oder Zitronensäure sicherlich nichts einzuwenden ist. Um zu verstehen, was wir tagtäglich vor uns hin verdauen, welche Stoffe wir absorbieren und welche wir mit dem Stuhlgang ausscheiden, müssen wir uns mit den chemischen Bestandteilen unseres Essens etwas näher beschäftigen. Ein grundlegendes Verständnis für die Zusammensetzung deiner täglichen Nahrung wird dir dabei helfen, die Reaktionen deines Körpers besser nachzuvollziehen und schließlich deine Verdauung nachhaltig zu optimieren.

Auch in diesem Kapitel werde ich versuchen, dir das Wichtigste möglichst komprimiert und leicht verdaulich mit auf den Weg zu geben. Auf tiefer gehende Details werde ich aus diesem Grund verzichten und mich hauptsächlich auf die für unsere Problematik wichtigen Informationen beschränken. Für den Fall, dass du dich tiefer in die Materie einlesen möchtest, findest du auf Seite 287 empfehlenswerte weiterführende Literatur.

Die Hauptdarsteller

Erinnerst du dich noch an unser Törtchen aus den letzten Kapiteln? Auch wenn du selbst nicht gerne backst (und so wie ich lieber isst), weißt du sicher, dass ein Törtchen aus vielen verschiedenen Zutaten besteht: Mehl, Zucker, Öl, Margarine, Sahne, Schokolade, Stevia, Birkenzucker, Kirschen, Nüsse – je nach persönlichen Vorlieben. Dabei unterscheiden wir zwischen Hauptzutaten (zum Beispiel Mehl, Zucker und Margarine) und Nebenzutaten (zum Beispiel Kirschen, Schokoladenstreusel und Nüsse). Hauptzutaten bilden die Basis, das Fundament. Ohne sie geht gar nichts. Nebenzutaten spielen zwar mengenmäßig eine untergeordnete Rolle, haben aber einen gewaltigen Einfluss auf Farbe, Geschmack und Konsistenz.

Ähnlich verhält es sich auch bei der Zusammensetzung von Lebensmitteln. So gibt es Nährstoffe, die quantitativ den größten Anteil von Nahrungsmitteln ausmachen und zudem messbare Energie liefern. Diese Nährstoffe nennen wir **Makro**nährstoffe. Dazu zählen Kohlenhydrate, Fette und Proteine. Ihre Eigenschaften bilden die Basis unseres Überlebens. Diese chemischen Verbindungen liefern Energie, die wir für die Arbeit auf der sichtbaren Makroebene unseres Organismus (zum Beispiel Laufen) nutzen, indem sie die Arbeit auf Zellebene (Energiegewinnung aus Zuckern in den Muskelzellen) ermöglichen. Sie sind die Hauptdarsteller unserer Nahrung und dementsprechend auch Hauptthema jeder Diskussionsrunde über die »beste« Ernährungsweise. Doch wie in der Filmbranche wird kein

Film nur wegen seiner Hauptdarsteller zu einem Meisterwerk. Auch Nebendarsteller, Ton, Licht, Schnitt, Regie und so weiter haben einen entscheidenden Einfluss auf die Qualität des Gesamtwerks. Diese für uns Zuschauer oft unsichtbaren Nebendarsteller nennen wir **Mikro**nährstoffe. Sie liefern zwar keine Energie, dafür aber essenzielle chemische Verbindungen, die wir für optimale Gesundheit und Leistungsfähigkeit benötigen. Wie im Abspann eines Kinofilms werden wir uns auf den folgenden Seiten von den Hauptakteuren zu den Nebendarstellern arbeiten, um die Gesamtheit der Komposition unserer Nahrung zu verstehen.

Kohlenhydrate

Bei all dem Zucker-Bashing, das uns derzeit begegnet, dürfen wir eines nicht vergessen: Zucker ist auch nur ein Kohlenhydrat. Und die hochgepriesenen Ballaststoffe sind ebenfalls Kohlenhydrate. Kohlenhydrate sind mitnichten zu meiden, nur weil wir sie aufgrund einer verwirrenden Benennung mit Haushaltszucker auf eine Stufe stellen – denn »Zucker« und »Kohlenhydrate« werden oft synonym verwendet (im Folgenden übrigens auch von mir). Infolgedessen verstehen viele Menschen nicht mehr, was eigentlich wofür steht. Stehen Vollkornreis und Linsen auf dem Tisch, heißt es: »Aber das enthält doch so viel Zucker.« Korrekt, auch Vollkornreis und Linsen enthalten Zucker. Bloß handelt es sich hier nicht um Einfachzucker, sondern um komplexe Zucker. Merke: Kohlenhydrate sind nicht des Teufels Zuckerbrot. Und gewiss keine Peitsche.

Zucker ist vor allem eins: lecker. Die Evolution hat uns Menschen gelehrt, Süßes (neben Salzigem und Fettigem) zu lieben – denn in der vorindustrialisierten Welt war Energie Mangelware. Unsere Vorfahren verbrachten bis zur großen landwirtschaftlichen Revolution vor über 10.000 Jahren den Großteil ihrer Zeit mit der Suche nach Nahrung. Süßes war selten. Verdammt selten. Deshalb haben sich in dieser Zeit Reaktionen auf Süßes entwickelt, die wir noch heute spüren. Für unsere Vorfahren war es sinnvoll, sich mit süß schmeckender Nahrung den Bauch vollzuschlagen. Schließlich wussten sie, dass ein solches Festmahl selten war. Heute ergibt dieser Überlebensinstinkt keinen Sinn mehr. In Wahrheit hat er mit Überleben überhaupt nichts mehr zu tun – eher mit dem Gegenteil: Fettleibigkeit, Essstörungen, Diabetes und Co. sind zum Teil Folgen unserer ehemals wichtigen, jedoch mit der heutigen Zeit inkompatiblen Futterangst.

Wir haben also gelernt, Kohlenhydrate zu lieben – und schuld daran ist, neben roten Blutkörperchen und Nierenmark, unser Gehirn. Denn das liebt Zucker. Er ist der Nährstoff, mit dem das Gehirn am besten funktioniert und den es fast ausschließlich* für die Deckung seines beträchtlichen Energiebedarfs (immerhin 18 bis 20 Prozent des Grundumsatzes) nutzt. Kohlenhydrate werden aufgrund

---

* Unter bestimmten Umständen wird der Zustand der Ketose erreicht, bei der das Gehirn Energie über Ketonkörper bezieht. Bei Diabetes mellitus oder in Hungerperioden werden diese »Notfall-Energielieferanten« gebildet und versorgen unsere Schaltzentrale mit Energie.

der für den Hungerzustand eingerichteten Notfallpläne* des Organismus zu den nicht essenziellen Nährstoffen gezählt. Das bedeutet: Wir können ohne Kohlenhydrate überleben. Doch ob wir ganz ohne Pasta und Kartoffeln wirklich gut leben, darf angezweifelt werden. Aber das hat die Evolution sowieso noch nie interessiert. Heute ist ein solcher kohlenhydratfreier Zustand ohnehin absolute Ausnahme, der von Menschen in der westlichen Welt – wenn überhaupt – willentlich hervorgerufen wird. Beim Fasten kramt unser Organismus die verstaubten Notfallpläne längst vergangener Zeiten aus und setzt sie um. Bei einem Kohlenhydratmangel werden Aminosäuren aus Muskeln sowie andere Substanzen zur Neusynthese von Zucker herangezogen. Und unser Hirn freut sich und belohnt uns mit einer funktionierenden Schaltzentrale.

Kohlenhydrate in fünf Fakten

- Energiegehalt pro Gramm: 4,1 kcal
- Wichtigste Formen: Glucose, Fructose, Laktose, Galactose, Ballaststoffe
- Ballaststoffe = unverdauliche Kohlenhydrate
- Kohlenhydrate = Zucker ≠ Haushaltszucker
- Wichtigste Funktionen: Energiequelle (insbesondere für rote Blutkörperchen und Gehirn), Energiespeicher (Glykogen), Verdauungshelfer (Ballaststoffe)

---

* In Hungersituationen wird bei der sogenannten Gluconeogenese (Glucose-Neubildung) ersatzweise Glucose aus Lactat, Pyruvat, Glycerin oder Aminosäuren statt aus Kohlenhydraten gebildet.

Fette

»Fett macht fett« ist so 1980. Wie auch die Nährstoffkollegen aus dem Kohlenhydrate-Team, haben es Fette nicht leicht. Mal werden sie als Wundernährstoff angepriesen (zum Beispiel bei der ketogenen Diät), mal stur gemieden (zum Beispiel bei der Low-Fat-Diät). Bei der Diskussion um Nahrungsfette dürfen wir eines nicht vergessen: Wir überleben dank Gluconeogenese zwar ohne Kohlenhydrate, doch ohne essenzielle Fette siechen wir dahin. Warum Fette so einen schlechten Ruf haben, hat zweierlei Gründe: Erstens brauchen Menschen immer einen Schuldigen, und zweitens lag nichts näher, als auf der Suche nach einem Sündenbock für die zunehmende Zahl der Fettleibigen auf Nahrungsfette zu zeigen. Schließlich liefern sie gut doppelt so viel Energie pro Gramm wie Kohlenhydrate und Proteine. Außerdem werden überschüssige Fette vergleichsweise leicht als Körperfett eingelagert. Voilà, die Anti-Fett-Bewegung war geboren. Die Diätindustrie rieb sich unterdessen die Hände, schließlich hatte die Menschheit einen neuen Feind und man selbst praktischerweise passende Lightprodukte im Hinterstübchen, die bald die Regale füllen sollten. Was der Anti-Fett-Hype des späten 20. Jahrhunderts gebracht hat, sieht man heute: überhaupt nichts. Die Menschen in Industrieländern werden weiterhin immer dicker – und das trotz Lightjoghurt und Co.

Bei solchen Milchmädchenrechnungen werden Faktoren wie Sättigungsgrad, hormonelle Einflüsse und Effekte essenzieller Fettsäuren stillschweigend unter den Teppich gekehrt. Heute wissen wir, dass es weder Joghurt in

Vollfettstufe noch Nudeln nach 18 Uhr sind, die die Hauptschuld am kollektiven Übergewicht tragen. Es liegt in erster Linie an zu wenig Bewegung und zu vielen Kalorien. Isst man ständig mehr, als man verbraucht, nimmt man zu. Ende der Geschichte.

Dass wir auf die Zufuhr mancher Fettsäuren angewiesen sind, weil wir sie selbst nicht produzieren können, ist kein Freifressschein für Sahne und Fritten. Solche Fette sind alles andere als essenziell – höchstens für Übergewicht und entsprechende Folgeerkrankungen. Für uns essenziell sind lediglich langkettige, mehrfach ungesättigte Fettsäuren. Namentlich wären das Linolsäure (Omega-6-Fettsäure) und α-Linolensäure (Omega-3-Fettsäure). Diese beiden ungesättigten Fettsäuren müssen wir unserem Organismus zuführen, um noch längere Fettsäuren (DHA und EPA) herzustellen. Das war's.

Ähnlich wie bei den Kohlenhydraten hat uns die Evolution auch gelehrt, Fettes zu lieben. Aus diesem Grund hauen Fernsehköche löffelweise Butter in ihre Pfannen – Fett ist ein Geschmacksträger. Wir sind darauf programmiert, Fette gut zu finden. Schließlich versorgten sie unsere Vorfahren mit viel wertvoller Energie auf wenig Raum.

Fette in fünf Fakten

- Energiegehalt pro Gramm: 9,3 kcal
- Essenzielle Fettsäuren: Omega-6-Fettsäuren (Linolsäure) und Omega-3-Fettsäuren (α-Linolensäure)
- Wünschenswertes Verhältnis von Omega-6- zu Omega-3-Fettsäuren: 5:1

- Nahrungsfett macht nicht zwingend fett; ein Kalorienüberschuss schon
- Wichtigste Funktionen: Energielieferant, Träger fettlöslicher Vitamine, Aufbau von Zellmembranen, Schutz von Organen, Sättigungsfunktion, Einfluss auf Hormonsystem

Proteine

Kohlenhydrate und Fette sind Störenfriede und Klassenclowns. Je nachdem, welchem Ernährungstrend man folgt, sind mal die einen, mal die anderen tabu. Proteine hingegen sind Musterschüler, da scheinen sich die Ernährungstrendsetter einig zu sein. Diese Sonderrolle macht sich schon im Namen bemerkbar. »Protein« leitet sich vom griechischen Wort *proteios* ab, das für »erstrangig« oder »vorrangig« steht. Proteine sind tatsächlich essenziell. Ohne sie würde uns die einzige für den Menschen verwertbare Stickstoffquelle fehlen. Stickstoff ist wiederum die Grundlage irdischen Lebens. Nachdem Stickstoff aus der Atmosphäre über Bakterien und Erde in Pflanzen gelangt, entstehen so pflanzliche Proteine. Diese pflanzlichen Eiweiße stehen uns auf zweierlei Wegen zur Verfügung: Entweder wir essen die Pflanzen direkt oder gehen den Umweg über andere Tiere, die ihrerseits die stickstoffhaltigen Pflanzen gefressen haben.

Den Aufbau von Proteinen möchte ich anhand des Beispiels einer Perlenkette beschreiben. Perlenketten bestehen bekanntlich aus vielen einzelnen Elementen. Nehmen wir an, dass ein Protein eine Perlenkette ist, so sind die einzelnen Perlen die Aminosäuren des Proteins. So wie der

Juwelier größere und kleinere Perlenketten im Angebot hat, gibt es auch größere (Proteine aus mehreren Tausend Aminosäuren) und kleinere Proteine (weniger als hundert Aminosäuren). Nun lassen sich viele Perlenketten öffnen, um Perlen zu tauschen, wegzunehmen oder hinzuzufügen. Genau das geschieht bei der Verdauung von Eiweißen. Mit der Perlenkette als Ganzes können wir zunächst wenig anfangen. Daher öffnen wir die Kette, entnehmen die einzelnen Perlen und legen sie zu unserer Perlensammlung (dem Aminosäurepool). Aus dieser Perlensammlung kann unser Körper dann neue für ihn verwertbare Perlenketten basteln und diese in unseren Muskeln speichern. Freie Aminosäuren – also jene Perlen, die aktuell die Perlensammlung unseres Körpers darstellen – schwimmen im Aminosäurenpool und warten dort darauf, dass sie für die Proteinsynthese gebraucht werden.

Auch wenn Eiweiße für uns essenziell sind, ist nicht jede Perle unentbehrlich. Von 20 proteinogenen Aminosäuren sind acht für den Menschen essenziell. Den Rest können wir im Normalfall selbst synthetisieren.* Für die menschliche Entwicklung haben Proteine immer schon eine entscheidende Rolle gespielt. Sie sind nicht nur unsere Stickstoffquelle Nummer eins, sondern zudem als Baustoff von Zellen und Geweben (zum Beispiel Muskeln) unverzichtbar.

---

* Kindheit, hohes Alter, Krankheit und Schwangerschaft bedingen die Zufuhr ansonsten entbehrlicher Aminosäuren. Dazu zählen: Arginin, Histidin, Glutamin, Serin, Cystein, Tyrosin. Die Ergänzung von Glutamin kann zudem einen positiven Effekt auf Verdauungsstörungen haben.

Ebenso wichtig sind sie für den Hormonhaushalt, das Immunsystem und den Transport verschiedenster Substanzen im Körper. Und auch sie waren in Prä-Supermarktzeiten alles andere als immer verfügbar. Wenn wir uns Fleisch als Hauptproteinquelle unserer Vorfahren anschauen, wundert es nicht, dass wir auch für diesen essenziellen Makronährstoff eine kulinarische Vorliebe entwickelt haben, die sich als Geschmacksqualität äußert. »Umami« nennt sich diese Geschmacksrichtung, die sich als fleischig und würzig beschreiben lässt. Wir lieben den Umamigeschmack wahrscheinlich deshalb so sehr, weil er uns signalisiert: »Hier gibt es wertvolles Eiweiß!« Die Geschmacksrichtung »bitter« signalisiert uns dagegen: »Vorsicht, hier könnte etwas Giftiges drin sein.«

Proteine in fünf Fakten

- Energiegehalt pro Gramm: 4,1 kcal
- Proteine setzen sich aus verschiedenen Aminosäuren nach dem Perlenkettenprinzip zusammen
- Essenzielle Aminosäuren: Valin, Leucin, Isoleucin, Phenylalanin, Methionin, Tryptophan, Threonin, Lysin
- Proteine sind unsere einzige Stickstoffquelle
- Wichtigste Funktionen: Baustoff, Transportmittel, Stärkung des Immunsystems, Regulierung des Hormonhaushalts, Energiebereitstellung im Fastenzustand

Klein, aber oho!

Nun verlassen wir das Rampenlicht und widmen uns den auf den ersten Blick nicht ganz so wichtig erscheinenden **Mikro**nährstoffen. Dass sie das mitnichten sind, kannst du anhand unseres Törtchens nachvollziehen. Klar besteht der Teig aus weniger Kakaopulver als Mehl, aber wird es dadurch unwichtiger? Ohne Kakaopulver wäre es schließlich kein Schokotörtchen, sondern ein langweiliger hellbrauner Teigklumpen. Und was ist mit Vanille? Man verwendet zwar nur kleinste Mengen der kostbaren Schoten, aber diese machen schon den feinen Unterschied. Genauso verhält es sich mit Mikronährstoffen. Mit einem Defizit können wir zwar mitunter lange überleben, von guter Lebensqualität kann dann jedoch keine Rede sein. Denn Vitamine, Mineralstoffe und Spurenelemente sind Grundvoraussetzung für optimale Gesundheit und Wohlbefinden. Ihr Einflussbereich reicht von verdauungsfördernden Effekten (sie erleichtern die Eisenaufnahme oder die Synthese von Gallensäure) über die Mineralisation von Knochen bis zum Transport von Sauerstoff im Blut.

Wasser

Dass Wasser lebensnotwendig ist, brauche ich dir nicht zu erzählen. Wir bestehen zum Großteil aus Wasser, unsere Spezies entwickelte sich daraus, und wir existieren, gedeihen und verdauen nur mit Wasser. Unser Körper ist nicht umsonst mit ausgeklügelten Wassersparsystemen im

Urinal- und Verdauungstrakt ausgestattet. Wie bereits erwähnt, ist unser Verdauungstrakt Meister im Wassersparen. Addiert man die rund acht Liter Verdauungssekrete, die wir täglich produzieren, sowie etwa zwei Liter, die wir über Getränke und Nahrung aufnehmen, kommen wir auf zehn Liter Wasser pro Tag. Stell dir einfach mal eine Standardbadewanne mit 140 Liter Fassungsvermögen vor. Im Zwei-Wochen-Turnus spülen wir eine solche prall gefüllte Badewanne durch unseren Verdauungstrakt. Bemerkenswert, dass von diesen 140 Litern im Zeitraum von zwei Wochen lediglich 2,8 Liter über unseren Kot ausgeschieden werden. Der Rest wird vor allem im Dünn- und Dickdarm resorbiert und in den Blutkreislauf geschickt, worüber es schließlich in den Nieren landet, die wiederum Urin produzieren. Meist funktioniert das. Manchmal auch nicht – dann sprechen wir von Durchfällen.

Wasser ist Bestandteil eines jeden unverarbeiteten Lebensmittels. Sogar unser Törtchen enthält Wasser. Und das, obwohl wir es bei 180° C Umluft gebacken haben. Wasser ist Grundvoraussetzung für jede chemische Reaktion in unserem Organismus. Es ist Lösungs- und Kühlmittel, Reaktionspartner und Baustoff. Zudem ist Wasser wichtig für eine optimal funktionierende Verdauung. Wenn du im Sommer mal zu wenig getrunken hast und folglich beim Stuhlgang mehr als üblich pressen musstest, weißt du, wovon ich spreche. Um uns die große Spannweite des Wassergehalts verschiedener Lebensmittel vor Augen zu führen, schauen wir uns in der folgenden Tabelle einige Beispiele an:

Lebensmittel	Wassergehalt in Prozent
Salatgurke	97
Spargel	92
Milch	87
Orangen	86
Kartoffeln	80
Rindfleisch	47
Brot	36
Zucker	< 0,5

Als Merksatz können wir festhalten: Je weniger verarbeitet ein Lebensmittel ist, desto höher ist sein Wasseranteil. Und schon wird uns klar: Je gesünder und naturbelassener wir uns ernähren, desto weniger müssen wir trinken, um unseren Wasserbedarf zu decken. Schließlich ist unser Organismus ohnehin stets an einem Zustand des Gleichgewichts (Homöostase) interessiert. Kippen wir zu viel Wasser in uns rein, müssen wir öfter pinkeln. Fehlt unserem Körper Wasser, bekommen wir Durst, der Urin wird konzentrierter (dunkler), und wir werden mit Kopfschmerzen und Konzentrationsstörungen auf den Wassermangel aufmerksam gemacht.

Gerade an heißen Sommertagen oder im Urlaub in ungewohnt warmen Regionen neigen wir dazu, zu wenig zu trinken. Das ist auch der Grund dafür, dass viele Menschen – inklusive mir – im Sommerurlaub gerne mit Verstopfung zu kämpfen haben. Trinken wir zu wenig, wird das vom Dickdarm rückresorbierte Wasser zur Garantie für erfolglose Toilettengänge.

Und schadet Trinken beim Essen eigentlich der Verdauung? Lange war ich derjenige, der Tischgenossen erklärte, warum Getränke am Esstisch nichts zu suchen hätten. Falsch gedacht! Speist man nicht gerade wie Bud Spencer und Terence Hill in ihren Filmen, hat ein Gläschen Wasser keinen negativen Einfluss auf die Verdauung. Die Angst vor verdünnter Magensäure, die in der Folge nutzlos wird, ist unbegründet. Wir können gar nicht so viel trinken, um den pH-Wert der Magensäure unvorteilhaft zu verändern – dafür reicht das Volumen des Magens nicht aus. Entwarnung also für Wasser und Co. Warum alkoholische und kohlensäurehaltige Getränke bei Blähungsproblemen trotzdem gemieden werden sollen, schauen wir uns später noch an.

Warum wir pupsen

Die Entstehung eines Pupses

Ganz egal, ob der versehentliche Pups beim Pipimachen, das leise *Pffft* im Büro oder die artistischen Fürze eines Le Pétomane im Paris des 19. Jahrhunderts – die Entstehungsgeschichte ist immer gleich. Man unterscheidet zwei Ursachen: Gasbildung im Verdauungstrakt und verschluckte Luft.

Gasbildung im Verdauungstrakt

Nachdem wir uns zuvor angesehen haben, was bei der Verdauung des Törtchens geschieht, ist das Prinzip hinter der Hauptursache für Flatulenzen schnell erklärt: Millionen

Bakterien machen sich im Dickdarm über unverdaute Nahrungsreste her. Dabei stoßen sie Gase in Form von Minipupsen aus, die sich schließlich zu einem Humanfurz zusammentun.

Hauptsächlich handelt es sich bei diesen unverdauten Nahrungsresten um Kohlenhydrate. Fehlt uns zum Beispiel das Enzym Laktase, können wir den Zweifachzucker Laktose nicht in Einfachzucker zerlegen. Die Kohlenhydrate gelangen folglich unverdaut in den Dickdarm und werden dort von hungrigen Bakterien zersetzt. Die dabei im Übermaß entstehenden Gase machen sich sehr bald als Blähungen bemerkbar und sind eines der ersten Anzeichen für eine Laktoseintoleranz. Wie schon erwähnt sind auch Ballaststoffe nichts anderes als (für uns Menschen) unverdauliche Kohlenhydrate. Bakterien können sie hingegen sehr wohl verdauen. Deshalb führt eine ballaststoffreiche Kost zu spürbar mehr Darmwinden als eine ballaststoffarme Ernährung.

Im Gegensatz dazu haben Fette und Proteine keinen nennenswerten Einfluss auf die Gasbildung im Magen-Darm-Trakt. Zu sagen, dass sie gar keinen Einfluss auf unsere Darmwinde haben, wäre jedoch falsch. Wie wir später sehen werden, sind es gerade proteinreiche Lebensmittel, die für üble Gerüche sorgen, und auch Fette sind an Problemen mit Blähungen nicht ganz unbeteiligt. Fettreiche Lebensmittel verweilen länger im Magen und führen dadurch zum typischen Völlegefühl nach der Weihnachtsgans.

Kohlenhydrate, die maßgeblich für die intestinale Gasbildung verantwortlich sind

Raffinose finden wir vor allem in Bohnen, aber auch in Brokkoli, Rosenkohl, Spargel und Vollkorngetreiden.
Laktose ist der natürliche Milchzucker, der Muttermilch so lecker und Kuhmilch so beliebt macht.
Fructose ist Fruchtzucker, der in Früchten, aber auch Zwiebeln, Artischocken und Weizen enthalten ist. Fructose wird häufig auch als Süßungsmittel in Softdrinks und Säften verwendet.
Stärke ist ein Mehrfachzucker, den wir vor allem in Kartoffeln, Mais, Nudeln und anderen Getreideprodukten finden.
Sorbitol ist nicht nur ein Süßstoff in Kaugummis und Lightprodukten, sondern auch natürlicher Bestandteil von Früchten wie Äpfel, Birnen und Pfirsichen.
Ballaststoffe sind gesund. Überschreitet man jedoch ein bestimmtes Maß, führen sie unweigerlich zu vermehrten Blähungen. Genauer gesagt führen vor allem wasserlösliche Ballaststoffe, wie sie in Bohnen, Erbsen und den meisten Früchten enthalten sind, zu intestinaler Gasbildung. Unlösliche Ballaststoffe lösen sich nicht in Wasser und passieren unseren Verdauungstrakt nahezu unberührt.

Verschluckte Luft

Riechen Pupse auffällig unauffällig, könnte Aerophagie dahinterstecken. Der Begriff bezeichnet das unbeabsichtigte Luftschlucken in den Verdauungstrakt. Einen Großteil der verschluckten Luft stoßen wir durch einen gepflegten Rülpser wieder aus. Die restliche Luft wandert durch unseren Verdauungstrakt und sorgt für Blähungen. Ein Teil der im Bauch eingeschlossenen Luft wird über Dünndarm und Blutbahn zur Lunge transportiert und schließlich ausgeatmet. So atmen wir ansonsten als Pupse abgegebene Luft über den Mund aus. Zum Glück riecht die so ausgeatmete

Luft nicht. Das liegt daran, dass sie vor dem Dickdarm aus dem Verdauungstrakt absorbiert und durch unsere Lungen »gefiltert« wird. Die restliche Luft entweicht durch den Po. Die häufigsten Gründe für runtergeschluckte Luft sind:

- Hastiges Essen
- Kohlensäurehaltige Getränke
- Trinken mit dem Strohhalm
- Exzessives Kaugummikauen
- Rauchen
- Lose Zahnprothesen
- Cholerisches Verhalten
- Psychische oder vegetative Störungen

Vielleicht kennst du Menschen, die auf Kommando rülpsen können (oder kannst es sogar selbst). Dahinter steckt bewusste Aerophagie mit sofortigem Ergebnis. Im Prinzip machen Kunstfurzer wie Mr. Methane nichts anderes – bloß rülpsen sie nicht, sie furzen auf Kommando.

Anatomie eines Darmwinds

Ein durchschnittlicher Pups besteht überwiegend aus fünf Gasen: Stickstoff, Wasserstoff, Kohlendioxid, Methan und Sauerstoff. Interessanterweise enthalten die Pupse von geschätzt nur einem Drittel der Menschen Methan. Warum die restlichen zwei Drittel der Menschheit kein Methan produziert, ist nicht zweifelsfrei erforscht. Man geht jedoch von genetischen Faktoren aus, die bestimmen, ob

Methan bildende Organismen in einem hausen oder nicht. Übrigens haben all diese Gase keinen Einfluss auf den Geruch von einem Furz – nicht mal Methan. Entgegen der weitläufigen Annahme ist Methan geruchlos. Dieser Irrglaube entstand, weil schlaue Menschen auf die Idee gekommen sind, das brennbare Gas mit Geruchsstoffen zu versetzen, damit man Lecks in Rohren schneller ausfindig machen kann. Die Darmwindkomponente, die für den charakteristischen Geruch verantwortlich ist, haben wir bisher außen vor gelassen. Sie macht nur rund 1 Prozent des Gesamtvolumens eines Pupses aus, und man könnte meinen, sie sei somit nicht der Rede wert. Weit gefehlt, denn dieses eine Prozent hat es in sich. In Lehrbüchern wird dieser Rest auch verharmlosend »Spuren anderer Gase« genannt. Ich nenne diese geruchsbelästigende Komponente »Stinkstoffe«. Ich bin mir ziemlich sicher, dass du sie schon wahrgenommen hast.

Stinkstoffe im Überblick

Schwefelwasserstoff und andere schwefelhaltige Verbindungen sind für den charakteristischen Geruch nach faulen Eiern (Schwefelwasserstoff) oder faulem Gemüse (Methanthiol) verantwortlich. Und dafür müssen nicht einmal Eier im Spiel sein. Vor allem Fleisch,[24] Eier und Milch, aber auch Brokkoli, Blumenkohl, Rosenkohl und Proteinpulver liefern die Grundlage für faule Gerüche in unseren Darmwinden. Übrigens handelt es sich dabei um dieselben Gase, die für den morgendlichen Mundgeruch verantwortlich sind.

Skatole entstehen aus der Aminosäure Tryptophan und zeichnen sich ebenso durch einen fiesen Geruch aus.

> **Buttersäure** ist ein Produkt der anaeroben Fermentation* von Nahrungsbestandteilen durch unsere Darmflora. Sie wurde erstmals aus ranziger Butter extrahiert, in der sie – genauso wie in Parmesan – ebenfalls durch anaerobe Fermentation entsteht. Buttersäure ist nicht nur für den Geruch von Darmwinden verantwortlich, sondern auch Bestandteil des Geruchs von Erbrochenem.
> **Kot** im Rektum trägt ebenfalls zur Geruchsbildung eines Furzes bei, vor allem, wenn wir längere Zeit an Verstopfung leiden.

Denk mal darüber nach: Diese Stoffe machen nur 1 Prozent des Gesamtvolumens eines Furzes aus. Und die Evolution hat uns mit der Gabe beschenkt, dass wir diesen winzig kleinen Teil fremder oder eigener Darmwinde so intensiv wahrnehmen. Doch auch das hat seinen Grund. Für unsere Vorfahren war der Gestank ein Signal, das sie »Achtung, hier herrscht womöglich die Gefahr einer Infektion« schlussfolgern ließ. Danke, Mutter Natur!

Doch warum riechen Pupse unter der Dusche oder in der Badewanne besonders streng? Gerade dort, wo wir unseren Körper reinigen, machen sich die Gase unseres Verdauungstrakts mit einer Intensität bemerkbar, die ihresgleichen sucht. Schuld daran sind drei Faktoren: Erstens verbessert Wasserdampf die Geruchsempfindung, zweitens befindet sich unser Kopf in der Badewanne näher am Po, und drittens steigen die Gase, die sich sonst recht schnell in der Umgebungsluft verteilen, schön konzentriert als Luftblasen an die Oberfläche, wo sie zerplatzen und die volle Ladung Darmgase entladen.

---

* Fermentation, die unter Ausschluss von Sauerstoff stattfindet.

Obwohl die Temperatur eines Pupses gefühlt stark variiert, tut sie es nicht. Ein Furz tritt mit der Kerntemperatur des Körpers, also rund 37° C, aus und verbreitet sich mit einer Geschwindigkeit von etwa 11 km/h in der Umgebung. Übrigens sieht man einen Pups mit einer Wärmebildkamera. Falls dir mal eine in die Hände fällt, weißt du ja, was du damit anstellen kannst. Das Gefühl eines heißen Furzes entsteht durch die völlig normale »Probenentnahme« unseres Körpers. Dabei öffnet sich der innere Schließmuskel ein wenig, um zu überprüfen, was im Rektum anklopft: Gase oder Kot? Ist nur wenig Gas im Rektum, entweicht es langsam aus dem Anus, und uns bleibt ausreichend Zeit, um die Temperatur des Darmwinds wahrzunehmen. Folgerichtig entsteht die subjektive Temperatur eines Pupses durch die Geschwindigkeit, mit der er austritt. Gleiches gilt auch für die Lautstärke. Je schneller wir die Luft rauspressen, desto lauter wird es.

Und vielleicht hast du dich auch schon gefragt, warum manche Pupse tief wie aus einem guten Subwoofer aus dir herausschallen, während andere fast schon piepsig hoch klingen. Das ist abhängig von der Zusammensetzung des Pupses (wie viel verschluckte Luft im Spiel ist) und der Position des Schließmuskels beim Austreten der Gase. Ist der Schließmuskel verengt, erklingen hellere Tönchen, als im entspannten Zustand. Nachempfinden kannst du das ganz leicht, indem du deine Lippen spitzt und Luft hindurchpresst. Der dabei entstehende Ton ist deutlich piepsiger, als wenn du es mit entspannten Lippen versuchst. Übrigens ist die Tonhöhe zu einem gewissen Grad durch individuelle anatomische Gegebenheiten vorbestimmt. Manche Menschen »braddeln« eher, während andere fiepen.

Kleiner Geruchs-Guide

Laut und geruchsneutral
Hierbei kann es sich um jede Menge verschluckte Luft handeln, die hinten wieder rauswill. Ist ein Pups sehr voluminös, enthält er meist einen großen Anteil geruchsneutraler Gase und ist aufgrund seiner Fülle laut.

Leise und tödlich
Jeder kennt sie, diese fiesen, leisen Dinger, die es in sich haben und heimliches Gasablassen unmöglich machen. Sie sind deshalb leise, weil das Gesamtvolumen des Pupses gering ist und somit die geruchsintensiven Gase meist konzentrierter sind.

Laut und gefährlich
Nichtsdestotrotz können auch laute Pupse ganz schön unangenehm riechen. Kommt mit der großen Ladung geruchsneutraler Gase auch eine ordentliche Portion Schwefel ins Spiel, stinkt es.

Faule Eier
Nach faulen Eiern riecht es, wenn das eine Prozent stinkender Gase hauptsächlich aus Schwefelwasserstoff besteht. Besonders nach dem Verzehr von Fleisch und Eiern tritt dieser charakteristische Geruch auf.

Fauler Kohl
Riecht es nach faulem Kohl oder faulem Gemüse, ist sehr wahrscheinlich Methanthiol im Spiel.

Ranzige Butter
Riecht es so, als wäre Butter ranzig geworden, ist wohl Buttersäure am Werk. Nicht umsonst wird Buttersäure auch als Grundzutat für Stinkbomben verwendet.

Achtung! Ja, man kann Fürze anzünden. Und ja, es ist witzig, sich solche Videos bei YouTube* anzuschauen. Aber tu dir und deiner Gesundheit einen Gefallen und probier es selbst nicht aus. Sowohl Schwefelwasserstoff als auch Methan sind entzündlich. Dabei besteht nicht nur die Gefahr, sich diverse Haare abzubrennen, sondern sich auch schwerwiegendere Verbrennungen zuzufügen. Ganz zu schweigen von dem Risiko, die Kleidung zu entzünden. All das ist dann nicht mehr witzig, und die paar Lacher sind es nicht wert.

Wie oft ist noch normal?

Frag mal eine Person, wie oft sie pupst. Die Reaktionen reichen von hochgezogenen Augenbrauen und angespannter Gesichtsmuskulatur bis hin zu »Was geht dich das an?«. Woher ich das weiß? Ich habe es getan. Während der Recherche für dieses Buch sogar mehrfach. Brauchbare Antworten erhielt ich bei meinen Interviews zum Pupsverhalten zwar kaum, dafür zeigen meine Erfahrungen sowie einige Studien die Tragweite dieser einfachen Frage auf.

Die Erkenntnisse aus wissenschaftlichen Untersuchungen, die sich dieser windigen Thematik annahmen, beweisen: Es gibt kein Standardmaß. In der Studie »Investigation of Normal Flatus Production in Healthy Volunteers«[25] kam man zu dem Ergebnis, dass das täglich

---

* Falls du der Meinung bist, dass nur Jungs so etwas machen, gib mal »Lighting Fart on Fire« bei YouTube ein.

produzierte Volumen unserer Darmwinde stark variiert. Die Forscher ermittelten ein durchschnittliches Pupsvolumen von 705 Millilitern pro Tag, doch die Spannweite reichte von 476 bis 1491 Milliliter. Auch der Zeitpunkt der Probenentnahme spielt laut der Studie eine Rolle. So stellten die Wissenschaftler erhöhte Pupsvolumina nach Mahlzeiten und signifikant weniger Flatulenzen in den Schlafphasen fest.

Dem Leitfaden für intestinale Gasproduktion der Stanford-Kliniken zufolge verteilt sich das Gesamtvolumen auf durchschnittlich 14 Fürze pro Tag.[26] Andere Studien sprechen bei zehn Pupsen pro Tag von Normalität und setzen die Schwelle zur Anomalie bei 20 Darmwinden und mehr an.[27] Während mir zehn Pupse recht utopisch erscheinen, erklärte mir Prof. Dr. Thomas Frieling, Gastroenterologe und Direktor des HELIOS Klinikum Krefeld, dass eine Frequenz von einem Pups pro Stunde völlig normal sei.

Wenn wir 16 als Mittelwert der vorgestellten Normwerte nehmen und das Volumen eines einzelnen Pupses berechnen (705 Milliliter/Tag geteilt durch 16 Pupse/Tag), erhalten wir rund 44 Milliliter. Zum Vergleich: Eine Espressotasse fasst in etwa 40 bis 60 Milliliter. Das Gas eines durchschnittlichen Pupses füllt folglich eine kleine Espressotasse.

Die absolute Anzahl ist ohnehin nicht das, was zählt. Ich fühle mich mit meiner Pupsfrequenz von 20 am Tag blendend, obwohl sie über der als Norm postulierten Häufigkeit liegt. Im Vergleich zu den 80 und mehr Fürzen pro Tag in der schlimmsten Phase meiner Blähungsodyssee ist das auch kein Wunder. Solange zu normalen Darmwinden keine anderweitigen Beschwerden wie Durchfälle oder Stuhlveränderungen hinzukommen, sie das tägliche Leben durch sehr intensive Gerüche nicht einschränken und man sich ansonsten wohlfühlt, besteht kein Grund zur Panik.

Nehmen sie jedoch an Häufigkeit zu und werden von einem ständigen Blähbauch und üblen Geruch begleitet, darf und soll man sich sorgen. So geschehen beim »windigen Patienten«, wie ich ihn im Folgenden nennen werde, dessen Fall vom amerikanischen Gastroenterologen Michael Levitt ausführlich beschrieben wurde. Der 32-jährige Programmierer wurde in den 1990er-Jahren genauer untersucht, nachdem er zunächst sehr weichen Stuhl festgestellt hatte und kurze Zeit später an exzessiven Flatulenzen litt.[28] Der windige Patient wurde angehalten, Tagebuch über seine Blähungen zu führen und jeden Pups schriftlich festzuhalten. Das Ergebnis lag bei durchschnittlich 50 mit Spitzen von bis zu 129 Darmwinden pro Tag. Vergleicht man die Aufzeichnungen mit dem relativ großzügigen Normwert von Prof. Dr. Frieling von 24 Fürzen pro Tag, ist das eine Erhöhung um das bis zu Fünffache. Auch das Gesamtvolumen der Gasausscheidung überstieg den zuvor beschriebenen Mittelwert von 705 Millilitern pro Tag um ein Vielfaches. Der Programmierer stieß bis zu 2730 Milliliter Gas aus – in einem Zeitfenster von nur 18 Stunden.

Zum Leidwesen des windigen Patienten blieben gängige Therapieversuche wie die Gabe von Verdauungsenzymen, Aktivkohletabletten, Antibiotika, Antimykotika, Kräutermischungen und Darmbakterien sowie 48-stündiges Fasten und die Befolgung einer Low-Carb-Ernährung erfolglos. Auch wenn mir solche Fälle von exzessiven Blähungen aufgrund meiner eigenen Erfahrungen besonders leidtun, trifft es in seltenen Fällen die richtigen Kandidaten.

Adolf Hitler war nicht nur wahnsinnig, sondern litt jahrelang auch an Verdauungsproblemen. Glaubt man den Aufzeichnungen seines langjährigen Leibarztes Dr. Theodor Morell, war »der Führer« offenbar ein einziger wandelnder Furz. Wie Jim Dawson in seinem Buch *Who Cut the Cheese? A Cultural History of the Fart* schreibt, soll Morell 1943 in sein Tagebuch notiert haben, dass sein Patient nach einer vegetarischen Mahlzeit solch »kolossale Flatulenz« zeigte, wie er es selten erlebt habe. Welch eine Ironie, dass der Tyrann zwar die Welt beherrschen wollte, aber nicht mal Herr über seinen eigenen Körper war. Gemäß seiner wahnsinnigen Art, schmiss er sich jahrelang Mittelchen rein, um die Blähungen auszumerzen. Er hoffte auf einen Blitzkrieg gegen die Blähungen, doch vergiftete sich dabei mit jeder Pille. Denn die Mittel, die ihm sein häufig kritisierter Leibarzt verschrieb, enthielten Extrakte der *Nux vomica*, einer giftigen Pflanze, die Strychnin enthält. Das giftige Alkaloid führt schon bei geringer Dosierung zu Muskelstarre, steht auf der Dopingliste und wurde früher als Rattengift eingesetzt. Außerdem nahm Hitler Belladonna ein, ebenfalls eine giftige Pflanzenart, die Atropin enthält. Beide Pflanzen werden zwar auch heute noch in homöopathischen Mitteln verwendet, doch nicht in der Dosis, in der Hitler sie einnahm. Während 1941 mit dem »Unternehmen Barbarossa« der

Angriff auf die Sowjetunion in vollem Gang war, soll Hitler unter dem Einfluss von 120 bis 150 Anti-Pups-Pillen pro Woche gestanden haben. Als Erwin Giesing, ebenfalls ein deutscher Arzt, durch Zufall die Inhaltsstoffe der Pillen checkte, errechnete er eine wöchentliche Dosis von jeweils einem halben Gramm Strychnin und Atropin und kam zu dem Schluss, dass Hitler täglich eine Überdosis beider Stoffe zu sich nahm. Im April 1945 hatte es sich für »den Führer« ausgefurzt. Er schoss sich desillusioniert und gezeichnet von körperlichem Verfall in den Kopf. Vielleicht war die Gaskammer in seinem Verdauungstrakt zumindest eine kleine Rache für den millionenfachen Genozid, den er zu verantworten hatte.

Depressiv furzt es sich besser

Obwohl wir davon ausgehen können, dass die meisten Pupse in unserem Verdauungstrakt zusammengebraut werden, gibt es deutliche Hinweise darauf, dass auch die Psyche dabei eine wichtige Rolle spielt. Der Grund, warum manche Behandlungen exzessiver Flatulenzen trotz Ernährungsumstellung, pflanzlichen Ergänzungsmitteln und Probiotika fehlschlagen, liegt oft im Verhalten abseits des Esstisches. Die Erklärung hierfür liefert einer der beiden bereits benannten Hauptgründe für Blähungen: das Luftverschlucken (Aerophagie). Stellen wir uns zur Veranschaulichung einen Menschen vor, wie wir ihn in Teil zwei kennenlernen durften: arrogant, impulsiv, cholerisch. Eine solche Person, wie auch ich es war, wird schnell ausfällig, hebt dabei die Lautstärke der Stimme, spricht schnell, atmet schneller. Einmal in Rage geraten, strömen nicht nur Stresshormone ins Blut, sondern auch große Mengen Luft in den Verdauungstrakt. Im Falle des windigen Patienten fanden Michael Levitt und Kollegen nahezu atmosphärische Stickstoffkonzentrationen in den Pupsproben des Programmierers. Obwohl dieser abstritt, viel Luft zu schlucken, liegt die Vermutung nahe, dass er es unbewusst doch tat. Leider untersuchten sie nicht den psychologischen Einfluss auf die heftigen Beschwerden des jungen Mannes, doch es gibt andere Studien, die sich damit beschäftigen.

Häufiges Aufstoßen, Unterleibsschmerzen und ein Gefühl der Aufgeblähtheit sind todsichere Begleiter von Aerophagie. Diese Symptome werden zudem einigen psychischen Erkrankungen sowie Lern- und Entwicklungsstörungen zugeschrieben. Marion van der Kolk stellte Ende des letzten Jahrtausends infolge ihrer Untersuchungen einen möglichen Zusammenhang zwischen geistiger Behinderung und exzessivem Luftverschlucken her.[29] Andere Forscher berichten vom Fall eines geistig behinderten Jungen, der mit heftigen Bauchschmerzen, galligem Erbrechen, Verstopfung und Blähungen in ihre Klinik kam.[30] Bei der Untersuchung stellten sie fest, dass exzessives Luftverschlucken sogar zu einer Durchlochung des Dickdarms geführt hatte, was naturgemäß weitere gesundheitliche Problemen auslöst. Auch andere Studien belegen einen Zusammenhang zwischen Psyche und Verdauungsproblemen. Tone Tangen Haug und sein Team der Universität Bergen fanden Anfang der 2000er-Jahre bei einer Untersuchung der Bevölkerung der norwegischen Provinz Nord-Trøndelag heraus, dass Depression mit gastrointestinalen Symptomen wie Verstopfungen und Durchfällen korreliert.[31][32] Die Liste der Indizien ist lang[33][34], und doch gibt es bisher keinen eindeutigen wissenschaftlich belegten Zusammenhang zwischen Blähungen und psychischen Erkrankungen.

Doch wenn wir eins und eins zusammenzählen und depressive Verstimmung und andere psychische Störungen zu vermehrtem Luftschlucken führen, ist es sehr wahrscheinlich, dass dies auch verstärkte Blähungen auslöst. Denn wie wir gesehen haben, ist Aerophagie einer der Hauptgründe für Luft im Bauch.

Und noch eine andere Sache macht Pupse aus psychologischer Sicht faszinierend. Je nach Situation können sie das volle Spektrum menschlicher Emotionen hervorrufen: von Scham und Missachtung über Ekel, Angst und Trauer bis hin zu Freude und Gelächter. In der Badewanne finden wir die Luftbläschen witzig, bis sie an der Oberfläche zu stinkenden Gaswolken mutieren. Mit guten Freunden lachen wir gemeinsam, wenn es mal passiert. Und entpuppt sich ein laues Lüftchen in der Öffentlichkeit doch als quakender Frosch, schämen wir uns fast zu Tode.

Geschlechterkampf: Mr. und Mrs. Fart-a-lot

Obwohl ich heute ungeniert über Blähungen sprechen kann, hat es ein geschlagenes Jahr gedauert, bis ich zum ersten Mal in der Wohnung meiner Freundin mein großes Geschäft erledigen konnte. Und auch heute noch fühle ich mich etwas unwohl, wenn ich auf dem Klo sitze und die Stille nur darauf wartet, vom »Plopp« des Wassers zerrissen zu werden. Aus diesem Grund gehe ich meist unter Musikbeschallung auf Toilette – und das, obwohl ich dieses Buch schreibe.

Wie wir im ersten Teil gesehen haben, gibt es erhebliche Unterschiede im Verhalten zwischen den (sozialen) Geschlechtern, wenn es um Flatulenzen geht. Doch die gibt es auch in anderen Bereichen. So leiden Frauen rund doppelt so häufig wie Männer an Verdauungsbeschwerden wie dem Reizdarmsyndrom. Die Erklärungsversuche hierfür reichen von höherer Empfindlichkeit über ausgeprägteres Schamgefühl bis zu Unterschieden des Körperbaus.

Auch wenn Frauen in der Regel nicht so offen darüber sprechen und manche Männer es vielleicht nicht wahrhaben wollen: Frauen und Männer pupsen gleich oft. Doch einen Unterschied gibt es: Frauenfürze riechen strenger. In einer Studie aus dem Jahr 1998 haben zwei tapfere Forscher die Flatulenzen von 16 gesunden Probanden untersucht und herausgefunden, dass die »Damenwinde« übler rochen als die von Männern.[35] Sie fanden außerdem heraus, dass die Pupsproben der Frauen zwar ein geringeres Gasvolumen aufwiesen, aber dafür konzentriertere Stinkstoffe enthielten. Der geringe Stichprobenumfang von nur 16 Menschen lässt zwar Zweifel offen, aber die Ergebnisse decken sich mit den Untersuchungen des allmorgendlichen Mundgeruchs. Auch hier schnitten die Proben von Frauen schlechter ab – zumindest was den Geruchsfaktor angeht.[36] Die Forscher fanden signifikant höhere

Konzentrationen von Schwefelwasserstoff und Methanthiol (beides Gase, die auch in Pupsen enthalten sind) im Morgenatem der Probandinnen. Um in dem Zusammenhang einen Freund zu zitieren: »Wir sind vier Männer zu Hause, aber wenn meine Mutter auf dem Klo war, traut sich keiner rein. Das riecht locker doppelt so schlimm wie bei uns.«

In zwischenmenschlichen Beziehungen* können Blähungen dann zum Problem werden, wenn die Verdauung und alles, was mit ihr zusammenhängt, verschwiegen oder wegdiskutiert wird. Bei der Recherche für dieses Buch habe ich mit einem Paar gesprochen, das alles, was im Entferntesten mit dem Thema Verdauung zu tun hat, schlichtweg ignoriert. Obwohl die Partner schon jahrelang zusammen sind, haben sie noch nie voreinander gepupst. Ihre Rechtfertigung dafür ist, dass es jegliche Romantik und sexuelle Anziehung zwischen ihnen töten würde, wenn etwas, das so unsexy ist, vorkäme. Die Thematik war ihnen so unangenehm, dass sie nicht einmal gemeinsam mit mir darüber sprechen wollten, sondern Einzelinterviews vorzogen.

Obwohl ich ihre Argumentation ein Stück weit nachvollziehen kann und keineswegs ins Lächerliche ziehen will, bin ich der Meinung, dass dies kein gesunder Umgang mit dem Thema ist. Eine Beziehung ist schließlich kein Liebesfilm. Und wenn man sich in der Gegenwart des Partners wohlfühlt und ihm vertraut, sollten natürliche Körper-

---

* Damit sind selbstverständlich auch gleichgeschlechtliche Beziehungen gemeint.

funktionen nicht zu tabuisierten Themen einer Beziehung gehören. Ich breche sicherlich keine Lanze für hemmungsloses Wettfurzen und Zuwedeln von üblen Gerüchen, aber Menschlichkeit – und dazu gehören eben auch Fürze – sollte nicht aus einer Beziehung verbannt werden.

Als ich mit Louisa Dellert vom Fitness- und Lifestyle-Blog *fit-trio.com* über genau dieses Thema sprach, war ich erstaunt, wie offen sie über den Umgang mit Verdauungsbeschwerden in ihrer Beziehung redet. »In keiner früheren Beziehung habe ich jemals über Blähungen gesprochen«, gestand sie. Erst in der aktuellen Beziehung fühle sie sich so wohl, dass sie sich traue, auch mal zu pupsen, wenn es sich nicht vermeiden lässt, oder einen aufgeblähten Bauch und das damit einhergehende unangenehme Gefühl als Grund für sexuelle Unlust zu äußern.

Ich verstehe sie. Denn seien wir mal ehrlich: Mit Blähungen ist nicht gut Liebe machen. Mit Parfum, Make-up und Gel können wir unsere animalische Seite zwar auch in einer Beziehung gut verstecken, doch bei Verdauungsangelegenheiten wird es schon schwieriger. Das Thema steht oft wie ein Elefant im Raum, der einfach ignoriert wird. Auch wenn es dir peinlich ist – es passiert. Männlein und Weiblein pupsen, das ist völlig normal. Niemand wird dich deshalb verlassen. Und wenn doch, war es nicht der richtige Partner. Denn frei nach einem Ladino-Sprichwort*: Wer wegen der Küsse kommt, muss auch für die Fürze bleiben.

---

* Ladino ist eine selten gesprochene Sprache, die auch Judenspanisch genannt wird.

TEIL 4

DIE LOW FART DIET, WAS SONST NOCH GEGEN BLÄHUNGEN HILFT UND WAS GANZ SICHER NICHT

»Gute Verdauung ist besser als eine Million.«
– Theodor Fontane

Pupsen ist gesund. Es ist das Signal unseres Körpers, das uns zeigt, dass unsere Darmflora arbeitet. Millionen winziger Darmbewohner freuen sich über Ballaststoffe und stoßen Minifreudenfürze aus, um uns mitzuteilen: Danke, dass du uns so gut nährst! Und doch sind uns Blähungen peinlich. Dabei sollten wir froh sein, dass es sie gibt. Neue Studien legen sogar die Vermutung nahe, dass jene schwefeligen Bestandteile eines Pupses, die für den charakteristischen faulen Geruch sorgen, gesund sind. Und obwohl diese Hypothese noch nicht eindeutig bewiesen ist, gibt es keinen Grund, Fürze zu verteufeln. Auch wenn wir gerne unsere menschlichen Gerüche übertünchen und zu Toilettensprays oder sogar zu geruchsabsorbierender Unterwäsche greifen: Fürze sind Teil des Lebens, ob wir wollen oder nicht. Ein wohltemperierter Pups bringt Erleichterung und sorgt hin und wieder sogar für herzhafte Lacher. Auf der anderen Seite weiß ich natürlich, wie es ist, wenn sie das Leben bestimmen. Nehmen Blähungen ein Ausmaß an, das den Alltag diktiert, schreiben sie vor, ob man sich vor die Tür trauen oder sorgenfrei Sex haben kann, wird es Zeit für die *Low FART Diet*. Denn häufige Blähungen sind nicht nur die Grundlage für pubertäre Männerscherze, sondern können ein erstes Warnsignal unseres Körpers sein und darauf hindeuten, dass etwas nicht stimmt. Folgende Ursachen können dem unter anderem zugrunde liegen:

- **Lebensmittelallergien und -unverträglichkeiten**
  Unserem Körper fehlen nicht nur Enzyme für die Verdauung von Ballaststoffen, sondern in manchen Fällen auch für Lebensmittel, die Laktose enthalten. Selbst wenn uns diese Enzyme nicht vollständig fehlen, führen milchzuckerhaltige Lebensmittel wie Butter, Milch, Joghurt oder Käse häufig zu Verdauungsproblemen. Auch das in vielen Getreiden enthaltene Gluten kann der Grund für Magen-Darm-

Beschwerden sein. Blähungen gehören zu den ersten Symptomen solcher Lebensmittelallergien und -unverträglichkeiten.

- **Bakterielle Fehlbesiedlung des Dünndarms**
  Wandern unsere Dickdarmbakterien weiter nach oben in den Dünndarm, futtern sie uns dort unser Essen weg. Das wirkt sich nicht nur auf die Nährstoffausbeute aus, sondern produziert zudem Gase, wo sie eigentlich nicht entstehen sollten.
- **Chronisch entzündliche Darmerkrankungen**
  Die wichtigsten Erkrankungen, die unter diesem Sammelbegriff zusammengefasst werden, sind Morbus Crohn und Colitis ulcerosa. Die Symptome sind vielfältig: Übelkeit, Fieber, Durchfälle, Müdigkeit und Blähungen sind typische Anzeichen.
- **Hefepilze**
  Wenn wir über Darmpilze sprechen, meinen wir in den meisten Fällen Hefepilze der Gattung *Candida albicans*. Im Normalfall leben Pilze neben Bakterien und anderen Lebewesen in und auf uns, ohne Probleme zu bereiten. Kommt es jedoch zu einer Überbesiedlung, spricht man von einer Candidose.
- **Reizdarmsyndrom**
  Im Gegensatz zu chronisch entzündlichen Darmerkrankungen ist das Reizdarmsyndrom (IBS für *Irritable bowel syndrome*) ein Krankheitsbild, dessen Ursache nicht eindeutig identifiziert ist. Nicht zuletzt wegen der diffusen Symptome hat das Reizdarmsyndrom erhebliche Auswirkungen auf die Lebens-

qualität. Es wird geschätzt, dass je nach Land und Diagnosekriterium 7 bis 25 Prozent der Bevölkerung vom IBS betroffen sind.

- **Psychische Erkrankungen**
  Wie wir bereits gesehen haben, stehen Psyche und Verdauung in unmittelbarem Zusammenhang. Psychische Erkrankungen, aber auch Faktoren wie Stress werden zunehmend für das Auftreten von Verdauungsbeschwerden – inklusive IBS und Blähungen – verantwortlich gemacht. In einer Zeit, in der die Menschheit vom Höher-schneller-weiter-Syndrom angepeitscht und Stress als Statussymbol gehandelt wird, werden uns die Folgen für unsere Gesundheit sicherlich noch lange begleiten.
- **Dickdarmkrebs**
  Im schlimmsten Falle können exzessive Blähungen auch ein Anzeichen von Dickdarmkrebs sein. Gesellen sich zu vermehrten Flatulenzen Durchfall, Verstopfung oder blutiger Stuhl, sollte man sich unbedingt vom Arzt durchchecken lassen.

Noch einmal zusammengefasst: Wenn deine Blähungen öfter als nur ab und zu für einen peinlichen Moment sorgen und du vor allem darunter leidest, ständig aufgebläht zu sein, ist die *Low FART Diet* ein Lösungsansatz, den du ausprobieren solltest. Hast du das Gefühl, dass es im Bauch nicht »nur« öfter mal rumort, sondern eine der oben genannten Erkrankungen dahinterstecken könnte – insbesondere, wenn weitere Symptome wie Durchfälle, Übelkeit,

Aufstoßen und Abgeschlagenheit hinzukommen –, solltest du dich am besten gleich untersuchen lassen. Du brauchst wirklich keine Angst vor dem Arztbesuch zu haben – denk einfach an die Worte von Prof. Dr. Hartmut Schröder: »Der Arzt ist professioneller Tabubrecher.« Und auch bei solchen Erkrankungen gilt: Die *Low FART Diet*, die ich dir in diesem Kapitel näherbringen werde, stellt eine gute Basis für eine darmschonende Ernährung dar.

Wahrscheinlich fragst du dich, was du nun mit dem ganzen theoretischen Wissen über Verdauung und Blähungen anfangen sollst. Wie kannst du das alles in deinen Alltag übernehmen? Egal ob du bereits mit einer Erkrankung diagnostiziert wurdest oder einfach nur blähbauchfrei durchs Leben gehen willst: Dieses Kapitel liefert das, wonach du gesucht hast. Gemeinsam werden wir die zum Teil abstrakte Theorie in praxisorientierte Tipps übersetzen. Dabei werde ich teure, aufwendige und oft ineffektive Wundertherapien außer Acht lassen und mich nur auf das fokussieren, was wirklich hilft.

Gesunde Verdauung nach Michelangelo

Bevor es losgeht, möchte ich dir zunächst erklären, was Michelangelo mit der ganzen Chose zu tun hat. Der große italienische Künstler des 15. und 16. Jahrhunderts soll einst gefragt worden sein, wie er ein solch monumentales Werk wie den *David* erschaffen konnte. »Der David steckte von Anfang an in dem Marmorblock«, soll Michelangelo geantwortet haben. »Ich habe nur entfernt, was nicht dazugehörte.«

Einem jeden gesunden Menschen wurde ein gut funktionierender Verdauungstrakt geschenkt. Doch unser moderner Lebensstil, der nicht mehr viel mit dem zu tun hat, wofür sich Magen, Darm, Verdauungsdrüsen, Gebiss und Co. entwickelt haben, stört seine reibungslose Funktionalität. Stundenlanges Sitzen in Büros und Schulen, Sitztoiletten, Fast Food und Fast Eating, Unmengen Fett, Salz, Zucker und wahlweise Zuckeraustauschstoffe in Lightprodukten behindern eine perfekte Verdauung. Genauso wie unnötige Marmorbrocken das Gesicht des *David* bedeckten, müssen wir zunächst wieder freischaufeln, was unserer Verdauung wirklich guttut. Nach diesem Prinzip habe ich die *Low FART Diet* konzipiert. Wenn wir das weglassen, was zu exzessiven Blähungen führt, brauchen wir im Normalfall keine teuren Mittelchen. Denn es bringt nichts, wenn wir unseren Verdauungstrakt mit haufenweise ungesunden Lebensmitteln zumüllen und dann hier und da zum Ausgleich ein paar Probiotika schlucken. Das wäre in etwa so, als hätte Michelangelo den Marmorblock geschmückt, ohne daran zu arbeiten. Das Ergebnis wäre genauso unbefriedigend und von kurzer Lebensdauer gewesen wie Fastenkuren, denen eine Fast-Food-Orgie zur Belohnung folgt. Langfristige Optimierung der Verdauung geht anders. Frei nach Michelangelo steckt der optimal funktionierende Verdauungstrakt in uns. Wir werden lediglich das entfernen, was seine Funktionalität stört.

Das Pups-Pareto-Prinzip

Die meisten Menschen kennen das Pareto-Prinzip unter dem Namen »80-20-Regel«. Anwendung findet es meist im wirtschaftlichen Kontext, wenn es beispielsweise um das Identifizieren jener Waren geht, die den Großteil eines Unternehmensgewinns ausmachen. Weil dieses Verhältnis regelmäßig zu beobachten ist, entwickelte der italienische Ökonom Vilfredo Pareto diese Heuristik. Die Kernaussage lässt sich folgendermaßen auf den Punkt bringen: Wenige Güter eines Unternehmens sorgen für den Großteil des Umsatzes – sprich, mit nur 20 Prozent Aufwand können 80 Prozent des Ergebnisses erzielt werden. Das Pareto-Prinzip wird häufig auch auf andere Lebensbereiche übertragen. So liest man oft, dass etwa 20 Prozent der Weltbevölkerung rund 80 Prozent des Weltvermögens besäßen. Auch Lerntipps nach der 80-20-Regel gibt es. So sollen bloß 20 Prozent des Stoffes, den man potenziell lernen kann, für 80 Prozent der maximal zu erreichenden Punktzahl in einer Klausur verantwortlich sein.

Doch das Pareto-Prinzip ist wie jede Heuristik eine Vereinfachung der Realität. Modelle können nie die gesamte Komplexität unserer Welt einfangen. Und das sollen sie auch gar nicht. So soll auch das Pareto-Prinzip in erster Linie zum Nachdenken anregen und dich zu folgenden Fragen führen: Welche Umstände sind hauptverantwortlich für meine Unzufriedenheit? Welche Aufgaben fressen den Großteil meiner Zeit und sind unwichtig? Was sind die Hauptgründe für meine Verdauungsprobleme?

Wir werden uns zwar auf die letzte Frage konzentrieren, doch dabei auch feststellen, dass Stress durch Zeitmangel und tiefe Unzufriedenheit eine Rolle bei der Entstehung von Blähungen spielen.

Um unser Vorgehen zu verdeutlichen, möchte ich dir die folgende Pyramide vorstellen:

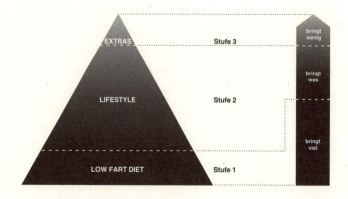

Auf den nächsten Seiten werden wir uns die drei Abschnitte der Pyramide im Detail ansehen. Beginnen werden wir mit der *Low FART Diet*. Sie bildet das Fundament im Kampf gegen unliebsame Blähungen. Die *Low FART Diet* ist die Symbiose aus Michelangelos Ansatz und dem Pareto-Prinzip: Wir lassen das weg (oder reduzieren), was uns Blähungen bereitet, und erreichen dadurch einen spürbaren Effekt. Um es nach dem Pareto-Prinzip zu formulieren:

etwa 20 Prozent der Pyramide (die *Low FART Diet*) sind für 80 Prozent des positiven, entblähenden Effekts verantwortlich. Im darauffolgenden Teil schauen wir uns an, an welchen Stellen unseres Lebensstils wir kleine Anpassungen vornehmen können, um exzessiven und besonders übel riechenden Pupsen vorzubeugen. Und schließlich kümmern wir uns um die Spitze der Pyramide – die Extras. Darunter fällt all das, was entweder teuer und/oder aufwendig ist und dabei kaum Nutzen bringt. Und wenn doch, dann funktionieren diese Extras nur in Kombination mit den beiden anderen Komponenten. Fakt ist: Eine Ernährung voller blähender Lebensmittel, gepaart mit einem ungesunden Lebensstil, wird durch ein paar Mittelchen hier und da ganz sicher nicht entschärft.

Stufe 1: Die Low FART Diet

Die *Low FART Diet* (LFD) vereint Theorie und Praxis in einer Ernährungsform, die leicht umzusetzen, alltagstauglich und frei von teuren Extravaganzen ist. Aber vor allem ist sie effektiv. Sie basiert auf persönlichen Erfahrungen, die mit wissenschaftlichen Erkenntnissen untermauert wurden. Seit ich meine Blähprobleme vor einigen Jahren in den Griff bekommen habe, setze ich mich intensiv mit der Thematik auseinander, habe meine Erfahrungen mit dem Stand der Forschung abgeglichen und mich mit vielen Wissenschaftlern, Ärzten und Heilpraktikern ausgetauscht. Das geballte Wissen mündete direkt in die *Low FART Diet*.

Bevor wir uns die einzelnen Komponenten der *Low FART Diet* im Detail anschauen, möchte ich dir erklären, was genau hinter dem Begriff steckt:

Low bedeutet im Englischen »wenig«. Frei nach Michelangelo wollen wir möglichst wenig aufnehmen, was Blähungen verursacht, und unseren Verdauungstrakt von unnötigem Ballast befreien.
Fart heißt »Furz« auf Englisch – aus gegebenem Anlass. Die einzelnen Buchstaben stehen für:
F = Flatulent foods (blähende Lebensmittel)
A = Aerophagie (verschluckte Luft)
R = Rebellis intestinalis (gegen dein System rebellierende Stoffe)
T = Thieves (Diebe, die uns wertvolle Darmbakterien wegnehmen)
Diet steht für die Ernährungsform (nicht Diät im landläufigen Sinne!), die weitgehend (low) auf blähende Lebensmittel (F und R), darmflorafeindliche Stoffe (T) und windige Gewohnheiten (A) verzichtet.

Warum die Low FART Diet wirkt

»Warum soll ich mir die *Low FART Diet* antun?«, fragt sich die Gemütlichkeit, »es gibt doch Mittel XY«. Ziel dieses Buchs ist es, deine Verdauung langfristig auf Vordermann zu bringen. Du sollst endgültig Adieu zu Blähbauch und unkontrollierbaren Flatulenzen sagen. Dabei hat kurzfristige Symptomlinderung zwar ihren Platz, die Ursache wird dabei jedoch lange nicht behoben. Vielleicht hast du selbst schon die Erfahrung gemacht: Abkürzungen funktionieren – aber oft ist es nur eine Frage der Zeit, bis der Grund, aus dem du in erster Linie eine Abkürzung gesucht hast, anklopft und der Symptombekämpfung eine schallende Backpfeife gibt. Crash-Diäten sind dafür ein gutes Beispiel. Die gute Nachricht ist: Sie wirken. Die schlechte Nachricht: nur für kurze Zeit. Mit »Friss die Hälfte« und neumodischen Abwandlungen lässt es sich kurzfristig sehr effektiv abnehmen. Das Konzept von Crash-Diäten ist immer gleich: Iss über einen definierten Zeitraum so wenig wie möglich (teilweise im gesundheitsgefährdenden Bereich) und erreiche die Strandfigur, von der du immer geträumt hast. Was nicht im Kleingedruckten steht, ist Folgendes: Dein Körper pfeift auf dein Wunschgewicht und gewöhnt sich an solche Hungerperioden. Sobald die Disziplin nachlässt, wird er sich das holen, was ihm zusteht – die Gewichtszunahme ist vorprogrammiert. Dieses Phänomen nennt sich Jo-Jo-Effekt. Im Grunde handelt es sich dabei um nichts anderes, als den Überlebensinstinkt unseres Körpers, der uns für die nächste Hungerperiode wappnet.

Millionen Menschen leiden an häufigen Blähungen. Das bedeutet zweierlei: Du bist nicht allein, und es gibt einen großen potenziellen Markt, der ausgeschöpft werden will. Ich sage nicht, dass es nur unnötige Präparate gegen Blähungen gibt – manche sind sogar sehr gut. Doch wir dürfen uns nicht nur auf das verlassen, was uns die Wirtschaft anbietet, sondern müssen selbst Initiative ergreifen – das gilt für Blähungen und alles, was mit unserer Gesundheit zu tun hat.

Wenn du Blähbauch und Co. langfristig in den Griff kriegen willst, ist die *Low FART Diet* genau das Richtige für dich. Warum sie so effektiv und für jedermann umsetzbar ist, lässt sich schnell in fünf Punkten erklären:

1. **Die Low FART Diet ist jederzeit umsetzbar**
   Bei der Konzeptionierung habe ich großen Wert auf die sofortige universelle Umsetzbarkeit gelegt. Mir ist wichtig, dass wirklich jeder, der dieses Buch liest, die LFD schnell und einfach umsetzen kann. Hohe Kosten, regionale Einschränkungen und sonstige Hürden gibt es nicht. Das bedeutet aber auch: Es gibt keine Ausreden!
2. **Sie lässt sich leicht in den Alltag integrieren**
   Du kannst gleich morgen starten. Ach was, schon heute! Die LFD ist für das moderne Leben konzipiert. Du musst nichts vorbereiten, brauchst nicht auf das Wochenende oder den nächsten Urlaub warten. Ich gebe dir alles Notwendige an die Hand: eine Liste mit Dingen, die du meiden, und eine mit Lebensmitteln, die du essen sollst, eine Vorlage für dein Ernährungstagebuch, kurze Atemübungen und vieles mehr. Pro Tag ist höchstens eine halbe Stunde für das Führen deines Ernährungstagebuchs notwendig – und das nur über einen kurzen Zeitraum. Und seien wir mal ehrlich: Was sind schon 30 Minuten gegen die Aussicht auf einen blähungsfreien Alltag?

3. **Sie beinhaltet wenige Maßnahmen, die einen großen Effekt erzielen**
   Gegen jedes Symptom gibt es ein Mittel. Doch ob wir es unbedingt brauchen, steht auf einem anderen Blatt. Ich möchte dir helfen, die Wurzel allen Übels zu erkennen und dagegen anzugehen. Das Meiden ungünstiger Faktoren und das Fokussieren auf das Wichtigste ist dabei ein ziemlich guter Start.
4. **Sie basiert auf der Symbiose von Erfahrung und Wissenschaft**
   Die einen sind wissenschaftsfixiert und müssen jede Aussage belegt wissen. Anderen ist die Wissenschaft egal, und sie schenken bloß Erfahrungswerten ihren Glauben. Warum nicht beide Welten vereinen? Oft übersehen die verschiedenen Lager die große Schnittmenge ihrer Glaubenssätze. Genau diese Schnittmenge bildet den Kern der *Low FART Diet*: Haarsträubende Erfahrungsberichte werden ebenso außen vor gelassen wie unerprobtes Theoriegeschwafel.
5. **Sie wirkt schnell**
   Die Reduzierung auf das Wesentliche führt zur raschen Wirksamkeit der LFD. Bereits nach wenigen Tagen wirst du eine Linderung deiner Blähsymptome feststellen. Und wenn nicht, ist das ein Grund mehr, zum Arzt zu gehen.

Bevor es losgeht ...

Wenig heißt nicht nichts

Auch wenn unsere moderne Welt auf dem binären System aus Nullen und Einsen fußt, juckt das die Natur herzlich wenig. Alle Anstrengungen, unsere komplexe Welt in Gut und Böse aufzuteilen, verlaufen im Sand. Deshalb sind auch die Richtlinien der *Low FART Diet* nicht als allgemeingültige Gebote zu verstehen. Jeder Mensch ist anders, jeder reagiert unterschiedlich auf bestimmte Faktoren. Daher steht das *R* im Namen meines Ernährungskonzepts für deine ganz persönlichen intestinalen Rebellen.

Die individuelle Toleranz blähender Lebensmittel wie Bohnen, Weißkohl und Zwiebeln variiert. Wenn du gerne ein Kilo Blumenkohl pro Tag isst und es verträgst, hau rein! Gleiches gilt für alle anderen Lebensmittel, die du nicht auf der LFD-Lebensmittelliste findest, beziehungsweise für Nahrungsmittel, die zwar auf der Liste stehen, du aber – warum auch immer – nicht verträgst oder magst. Die Liste ist als Ausgangspunkt zu verstehen, mit deren Hilfe du mit der Zeit Lebensmittel wieder zurück in deinen Speiseplan integrieren kannst.

Bitte nimm das *Low* wörtlich: Du musst nicht für immer und ewig auf Rosenkohl und Schweinsbraten verzichten. Aber es ist sinnvoll, solche Speisen zeitweise und nach Möglichkeit zu meiden, wenn du deine Blähungen loswerden willst.

Verzicht heißt Ersatz

Dinge, die du weglässt, wollen ersetzt werden. Um den (zeitweisen) Verzicht gewisser Lebensmittel und Gewohnheiten so angenehm wie möglich zu gestalten, empfehle ich ausdrücklich, die volle Bandbreite der LFD-tauglichen Lebensmittel zu essen und positive Ersatzgewohnheiten zu etablieren. Die Lebensmittelliste wurde so konzipiert, dass du nicht nur leckere Rezepte damit zaubern kannst, sondern deinem Körper auch alle Nährstoffe zuführst, die er benötigt. Lässt du einfach nur das weg, was Blähungen verursacht, ohne einen adäquaten Ersatz einzuführen, kann es zu Nährstoffmängeln kommen.

Low F – Flatulent foods

Wie ich auf die Idee kam, Kohlsuppe vor einer Party zu essen, weiß ich nicht mehr. Aber es war eine dumme Idee. Den ganzen Abend konzentrierte ich mich darauf, meine Winde bei mir zu behalten. Von ausgelassener Partystimmung keine Spur. Und wäre ich nicht ohnehin ein bekennender Nichttänzer, wären meine choreografischen Glanzleistungen an diesem Abend sicherlich nicht gewürdigt worden. Ganz einfach, weil die Anwesenden die Location schreiend verlassen hätten, sobald sich im Eifer des Tanzes ein Pups rausgeschlichen hätte. Kohl ist gesund. Kohl schmeckt. Kohl bläht. Und riecht im Nachhinein ... na ja, du weißt schon.

Manche Lebensmittel führen zu einer höheren intestinalen Gasproduktion als andere. Leidet man an stärkerer

Flatulenz als gewünscht, ist die logischste aller Schlussfolgerungen, diese Lebensmittel zu meiden. Was im ersten Moment keiner Rede wert erscheint, wirft bei näherer Betrachtung Fragen auf. Dass Zwiebeln, Kohl und Bohnen blähend wirken, weiß jeder. Aber warum ist es sinnvoller, regelmäßig Bohnen zu essen, statt sie komplett zu meiden, um den Bläheffekt zu minimieren? Warum führen die einen Ballaststoffe zu Blähungen und andere nicht? Und warum zum Teufel ist zuckerfrei nicht immer besser für die Verdauung? Die Antworten auf diese und weitere interessante Fragen werden wir nun gemeinsam herausfinden.

Nicht jedes Böhnchen gibt ein Tönchen

Jedes Böhnchen gibt ein Tönchen? Das muss nicht sein! Doch Fakt ist, dass Bohnen und andere Hülsenfrüchte Kohlenhydrate enthalten, mit denen der Homo sapiens nichts anfangen kann. Wir nennen diese unverdaulichen Kohlenhydrate in Bohnen und Co. Oligosaccharide. Und während unsere pflanzenfressenden, tierischen Verwandten Enzyme namens α-Galactosidase besitzen, die solche Kohlenhydrate verdauen können, gingen wir im Laufe der Evolution leer aus.

Dennoch sind Hülsenfrüchte seit Tausenden von Jahren fester Bestandteil der menschlichen Ernährung. Viele verschiedene Kulturen haben Bohnen, Linsen und Erbsen im Zuge der landwirtschaftlichen Revolution als nährstoffreiche pflanzliche Proteinquellen kennen- und lieben gelernt. Auch heute werden die gesundheitlichen Vorzüge von Hülsenfrüchten von WHO, DGE und USDA* gleichermaßen propagiert. Trotz der vergleichsweise komplizierten Verdaulichkeit überwiegt der gesundheitliche Nutzen. Sie liefern reichlich Protein, sättigen gut, sind günstig und enthalten wertvolle Vitamine, Mineralstoffe und Spurenelemente. Daran ändert auch die Panikmache aufgrund enthaltener Stoffe, die die Aufnahme von Zink und anderen Mikronährstoffen hemmen, nichts. Denn auch andere Lebensmittel, darunter viele Gemüsesorten, enthalten solche Stoffe, und es wäre Irrsinn, sie aufgrund dessen allesamt zu meiden. Sie sind nichts, worüber man sich im Rahmen einer ausgewogenen Ernährung, die aus mehr als Bohnen und Brokkoli besteht, sorgen müsste.

Doch wie viel Wahrheit steckt in der Redewendung »Jedes Böhnchen gibt ein Tönchen«? Um dieser Frage nachzugehen, habe ich zwei Strategien verfolgt. Einerseits habe ich mir wissenschaftliche Arbeiten dazu angeschaut und andererseits ein Selbstexperiment durchgeführt. Beginnen möchte ich mit Letzterem.

Während der Vorbereitung auf dieses Buch, habe ich über einen Zeitraum von zehn Wochen täglich mindestens 250 Gramm Bohnen oder Linsen in meinen ansonsten unveränderten Speiseplan integriert. Dabei habe ich aus Bequemlichkeit auf Bohnen aus der Dose oder aus dem Glas zurückgegriffen und lediglich Linsen selbst gekocht. Während der einwöchigen Vorlaufphase des Selbstexperiments

---

* WHO: World Health Organization; DGE: Deutsche Gesellschaft für Ernährung; USDA: United States Department of Agriculture.

habe ich durchschnittlich 18 Pupse pro Tag gezählt.* Gegessen habe ich wie immer: Obst, Gemüse, Getreide, Nüsse und das ein oder andere Fertigprodukt. Lediglich auf Hülsenfrüchte habe ich in der Woche vor Beginn des Experiments verzichtet. Die Hypothese war klar: Gemäß des zu prüfenden Sprichworts ging ich von einer deutlichen Zunahme der Blähungen aus.

Mein Verdauungstrakt erfüllte die Vorhersage. Zumindest teilweise. Denn es gab zwei interessante Beobachtungen:

1. Der Unterschied fiel mit durchschnittlich 24 Pupsen pro Tag – und somit einer Zunahme von sechs Fürzen – gering aus.
2. Meine Hülsenfruchttoleranz stieg mit der Zeit deutlich.

Meine Aufzeichnungen der zehn Wochen im Detail:

1. Woche: +12
2. Woche: +12
3. Woche: +9
4. Woche: +5
5. Woche: +6
6. Woche: +3
7. Woche: +4
8. Woche: +2
9. Woche: +2
10. Woche: +2

---

* Selbstverständlich exklusive Schlafenszeit.

In der ersten Woche bemerkte ich mit durchschnittlich 30 Pupsen pro Tag einen deutlichen Anstieg der Frequenz. Doch mit der Zeit schien sich mein Verdauungstrakt an die zusätzlichen Bohnen und Linsen zu gewöhnen, sodass ich in den letzten drei Wochen nur noch durchschnittlich 20 Pupse pro Tag zählte.

Mit meinem Ergebnis im Hinterkopf schauen wir uns nun eine Studie an, die ebenfalls die Auswirkungen von Bohnen auf die tägliche Pupshäufigkeit untersuchte. Die Forscher hielten ihre Versuchsteilnehmer an, über acht bis zwölf Wochen täglich eine halbe Tasse Bohnen zusätzlich zu essen. Dabei wurden drei Bohnenarten in verschiedenen Studien untersucht: Wachtelbohnen, Augenbohnen und *Baked Beans*. Die Forscher kamen zu dem Ergebnis, dass weniger als 50 Prozent der Teilnehmer, die Wachtelbohnen oder *Baked Beans* aßen, in der ersten Woche über vermehrte Blähungen klagten. Bei der Gruppe, die ihren täglichen Speiseplan um eine Portion Augenbohnen ergänzte, waren es sogar nur 19 Prozent. Ähnlich wie in meinem Selbstversuch, stellte sich auch hier mit fortschreitender Dauer der Studie eine deutliche Linderung der zunächst festgestellten Verdauungsprobleme ein.[37] Als ich die Studie zum ersten Mal las, hatte ich sofort ein Aha-Erlebnis. Wenige Wochen zuvor hatte meine Mutter mir Augenbohnen empfohlen, nachdem sie keine vermehrte Gasbildung nach deren Verzehr festgestellt hatte. Mütter wissen einfach alles.

Apropos Mütter: Meine Oma schwört gemäß brasilianischer Tradition bei der Zubereitung von Bohneneintöpfen auf Cumin. In Ländern, in denen Hülsenfrüchte traditionell fester Bestandteil der Landesküche sind (zum Beispiel Brasilien mit Feijoada, Indien mit Dal und der Libanon mit Falafel), wird bei der Zubereitung von Speisen oft Kreuzkümmel verwendet, wie Cumin auch genannt wird. Offenbar hat die Erfahrung dieser Völker gezeigt, dass das Gewürz einen positiven Einfluss auf die Verdaulichkeit von Hülsenfrüchten hat. Auch ich schwöre auf Kreuzkümmel. Und jeder, dem ich von Cumin erzählt habe, ist begeistert von der Wirkung. Es gibt sogar Studien, die die verdauungsfördernde Wirkung von Cumin nachgewiesen haben. So fanden Forscher heraus, dass Cuminextrakt die Symptome des Reizdarmsyndroms – darunter auch Blähungen – lindert.[38] Mehr über die Wirkung von Gewürzen findest du übrigens ab Seite 225.

Um die blähende Wirkung von Bohnen und anderen Hülsenfrüchten zu minimieren, habe ich noch mehr Tipps für dich:

1. **Einweichen in warmem Wasser**
   Weicht man Hülsenfrüchte vier Stunden in 80° C heißem Wasser ein, wird der Gehalt blähender Oligosaccharide (Raffinose und Stachyose) um 80 Prozent reduziert.[39]
2. **Das Einweichwasser wegschütten**
   Damit die unverdaulichen Oligosaccharide, die während des Einweichens teilweise ins Wasser übergehen, wirklich verschwinden, musst du das Wasser vor dem Kochen wechseln.

3. **Ausreichend lange kochen**
   Es ist wichtig, dass du Hülsenfrüchte lange kochst. 40-minütiges Kochen reduziert den Gehalt problematischer Kohlenhydrate ebenfalls.
4. **Kaliumcarbonat zum Kochwasser geben**
   Willst du den blähenden Effekt noch weiter verringern, gib Kaliumcarbonat (Kalilauge) ins Kochwasser. Dadurch wird der Gehalt der Oligosaccharide nochmals verringert und Raffinose und Stachyose werden um weitere 20 Prozent gesenkt.

Hülsenfrüchte auf einen Blick

- Gib deinem Körper Zeit, um sich an Hülsenfrüchte zu gewöhnen.
- Mit der Zeit werden eventuell auftretende Blähungen verschwinden.
- Iss deshalb lieber regelmäßig kleine Portionen Hülsenfrüchte, anstatt sie vollständig zu meiden.
- Bohnen und Co. selbst zu kochen ist nicht nur günstiger, sondern erlaubt dir auch, die genannten Zubereitungstipps zu beherzigen.
- Würze deine Hülsenfrüchte mit Cumin.

Fluch und Segen: Ballaststoffe

Ballaststoffe sind essenziell für unsere Gesundheit. Sie regulieren den Blutzuckerspiegel, spielen in der Krebsprävention eine wichtige Rolle und sorgen für regelmäßigen Stuhlgang. Ballaststoffe sind und waren übrigens nicht nur für unsere Verdauung wichtig. Wie ein Forscherteam der

Harvard Universität herausfand, nutzten Menschen schon vor über 34.000 Jahren ballaststoffreiche Flachsfasern, um Kleidung, Körbe und Seile herzustellen.[40] Doch wie wir bereits erfahren haben, spielen sie auch eine entscheidende Rolle bei der Entstehung von Blähungen. Daher müssen wir uns nun überlegen, wie wir im Rahmen der *Low FART Diet* mit Ballaststoffen umgehen. Auch hier liegt die Lösung nicht in den Extremen, auch wenn manche »Experten« eine möglichst ballaststoffarme Ernährung bei Blähungen empfehlen. Wie wir im vorherigen Kapitel beim Zusammenhang von Blähungen und Bohnen gesehen haben, gibt es einen nachgewiesenen Gewöhnungseffekt bei Ballaststoffen. Außerdem ist das Problem unserer Wohlstandsgesellschaft nicht ein Überschuss an Ballaststoffen, sondern ein Mangel. 75 Prozent der Frauen und 68 Prozent der Männer in Deutschland erreichen die Empfehlung von mindestens 30 Gramm Ballaststoffen pro Tag nicht.[41] Dabei ist das wirklich keine Kunst. So enthalten bereits 100 Gramm Artischocke 11 Gramm und dieselbe Menge Leinsamen sogar 35 Gramm Ballaststoffe. Doch es geht auch anders. Die Hadza, ein Jäger-und-Sammler-Volk aus Tansania, lebt heute noch so wie unsere Vorfahren vor etlichen Tausend Jahren. So wurde die Wissenschaft hellhörig und veröffentlichte seither unzählige Publikationen über die Hadza. Eine davon aus dem Jahr 2014 befasst sich mit der Darmflora des afrikanischen Naturvolks. Die Forscher verglichen die Bakterienstämme der Hadza mit denen aus den Verdauungstrakten moderner italienischer Stadtbewohner. Das Resultat: Sowohl Menge als auch Vielfalt der Bakterienstämme der Hadza sind größer als die der Menschen aus der Wohlstandsvergleichsgruppe.[42] Und ihre Ernährung? Die besteht hauptsächlich (zu etwa 70 Prozent) aus pflanzlichen Lebensmitteln wie Wurzelknollen und Baobab sowie Vögeln und anderen Tieren. Der Ballaststoffanteil ihrer Nahrung wird auf 100 bis 150 Gramm geschätzt – also das Drei- bis Fünffache der gängigen Mindestempfehlung. Müssen es gleich 100 Gramm Ballaststoffe sein, um gesund zu leben? Wahrscheinlich nicht. Aber keine Angst: Wenn du dich an die Lebensmittelempfehlungen der *Low FART Diet* hältst und sie abwechslungsreich befolgst, brauchst du dich um die Aufnahme von Ballaststoffen nicht zu sorgen. Die Lebensmittel und Rezepte enthalten eine völlig ausreichende Menge an unverdaulichen Nahrungsbestandteilen.

Lösliche vs. unlösliche Ballaststoffe
Man unterscheidet zwischen löslichen und unlöslichen Ballaststoffen. Während die meisten Lebensmittel beide Ballaststoffarten enthalten, überwiegt oft eine der beiden. So enthalten Früchte und Gemüse zwar lösliche und unlösliche Ballaststoffe, aber der Gehalt unterscheidet sich mitunter sogar je nach Bestandteil:

- Schale: unlösliche Ballaststoffe
- Fruchtfleisch: lösliche Ballaststoffe
- Kerne/Samen: unlösliche Ballaststoffe

Doch nicht nur die Eigenschaften der Ballaststoffarten unterscheiden sich – lösliche Ballaststoffe binden Wasser, unlösliche nicht –, sondern auch ihr gesundheitlicher Nutzen.*

Lösliche Ballaststoffe ...

- stecken zum Beispiel hinter den Bezeichnungen Pektin, Inulin, Oligofructose, β-Glucan, Garubin, Guar, Gummi arabicum, Carrageen, Furcelleran, Agar, Alginate
- wirken primär auf den Stoffwechsel ein
- haben einen günstigen Einfluss auf die Blutfettwerte
- regulieren den Blutzuckerspiegel
- werden präventiv gegen Herz-Kreislauf-Erkrankungen eingesetzt
- werden von Bakterien zersetzt und wirken somit gasfördernd

Lebensmittel mit einem hohen Anteil an löslichen Ballaststoffen

- Äpfel
- Cashewnüsse
- Kartoffeln
- Kichererbsen
- Kidneybohnen
- Naturreis
- Orangen

---

* Die Grenzen sind dabei fließend, doch man schreibt bestimmte gesundheitliche Nutzen vermehrt der einen oder anderen Ballaststoffart zu.

Unlösliche Ballaststoffe ...

- stecken zum Beispiel hinter den Bezeichnungen Zellulose, Hemizellulose, Lignin
- sind unerlässlich für die normale Darmtätigkeit
- sorgen für ein erhöhtes Kotvolumen
- werden präventiv gegen Darmerkrankungen (Darmkrebs, Hämorrhoiden) eingesetzt
- bleiben weitgehend von Darmbakterien unberührt und haben keinen nennenswerten Einfluss auf die Gasbildung

Lebensmittel mit einem hohen Anteil an unlöslichen Ballaststoffen

- Auberginen
- Birnen
- Erdnüsse
- Fenchel
- Gurken
- Hirse
- Linsen
- Mais
- Roggen
- Weintrauben
- Zucchini

Resistente Stärke
Resistente Stärke ist eine Spezialform der Ballaststoffe. Sie entsteht zum Beispiel nach dem Kochen und anschließenden Abkühlen von Reis und Kartoffeln. Durch Veränderungen in der Struktur der ansonsten leicht verdaubaren Stärke entsteht eine unverdauliche Form. Unsere Darmbewohner freut es, denn sie fermentieren resistente Stärke ähnlich wie lösliche Ballaststoffe.

Isolierte Ballaststoffe

Ihre quellenden Eigenschaften sowie gesundheitlichen Vorzüge machen Ballaststoffe zu beliebten Zusatzstoffen in der Nahrungsmittelindustrie. Sicherlich hast du schon eine der folgenden Substanzen oder ihre E-Nummern auf der Verpackung deiner Lieblingslebensmittel gelesen:

Alginsäure und ihre Salze	E 400–405
Agar-Agar	E 406
Carrageen	E 407
Furcelleran	E 408
Johannisbrotkernmehl	E 410
Guaran	E 412
Traganth	E 413
Gummi arabicum	E 414
Xanthan	E 415
Karaya	E 416
Tarakernmehl	E 417
Gellan	E 418
Pektine	E 440
Zellulose und ihre Derivate	E 460–466

Keine Panik! E-Nummern sind nicht per se schlecht. Bloß sollte klargestellt werden, dass Ballaststoffe in ihrer natürlichen »Verpackung« – also im Lebensmittel selbst – den isolierten Formen vorzuziehen sind. Isst du bereits ballaststoffreich, kann es durch die unnötige Aufnahme isolierter Ballaststoffe zu unliebsamen Auswirkungen kommen. Und

Blähungen zählen dabei noch zu den am wenigsten nachteiligen Folgen.

> **Ballaststoffe auf einen Blick**
>
> - Ballaststoffe sind unverdauliche Nahrungsbestandteile.
> - Wasserlösliche Ballaststoffe können von unseren Darmbakterien zersetzt werden und tragen somit zur Gasbildung bei.
> - Wasserunlösliche Ballaststoffe wirken als Füllstoffe und können von Darmbakterien kaum abgebaut werden.
> - Zivilisationskrankheiten wie Krebs der Verdauungsorgane, Diabetes, Gallen- und Nierensteine, Herz- und Kreislauferkrankungen und Divertikulose werden zum Teil auf eine ballaststoffarme Ernährung zurückgeführt.
> - Zu den Folgen einer stark erhöhten Ballaststoffzufuhr zählen eine schlechtere Medikamenten- und Nährstoffaufnahme, eine verminderte Mineralstoffbioverfügbarkeit (vor allem Calcium, Eisen, Zink, Kupfer) und Blähungen.
> - Ein Mix aus wasserlöslichen und -unlöslichen Ballaststoffen ist aus gesundheitlicher Sicht am besten.

Der Gluten-Komplott

»Bye-bye Brotzeit«, schluchzen traditionsbewusste Bayern in Zeiten des Glutenfrei-Hypes. Meinen persönlichen Höhepunkt erlebte er übrigens 2014 in Brasilien. Als ich im Supermarkt auf einer Wasserflasche »*não contém glúten*« las, wusste ich: Gluten ist endgültig zum Feindbild mutiert.

Der Anti-Gluten-Zug durchbricht mit voller Kraft die Mauern alter Traditionen – Dönerdonnerstage, Sonntagsbrötchen und Pizzaabende sind passé. Die Menschen, die vor etwa 10.000 Jahren im Zuge der landwirtschaftlichen

Revolution Getreide für sich entdeckten und endlich Zeit für geniale Erfindungen und Fortpflanzung hatten, hätten dem heutigen Paleo-Hype wohl den Vogel gezeigt. Doch Zeiten ändern sich.

Gluten ist ein Proteingemisch, das im Samen mancher Getreide vorkommt und sich aufgrund seiner bindenden Eigenschaften als Zusatz in verschiedenen Nahrungsmitteln etabliert hat. Beim Backen sorgt Gluten zum Beispiel für die Elastizität, Viskosität und Dehnbarkeit eines Teigs. Die Abstinenz dieses Klebereiweißes ist der Grund für bröseliges glutenfreies Gebäck. Doch warum tun sich Menschen eine glutenfreie Ernährung ohne Pasta, Brot und Pizza an?

Zöliakie
Bei Zöliakie handelt es sich um eine chronisch entzündliche Dünndarmerkrankung, die den Betroffenen nach dem Verspeisen glutenhaltiger Nahrungsmittel vor allem Bauchschmerzen, Durchfälle und Blähungen beschert. Alessio Fasano fand in einer 2014 veröffentlichten Studie heraus, dass sich die Anzahl diagnostizierter Zöliakie-Erkrankungen in den USA innerhalb von 25 Jahren verfünffacht hat (von 0,2 Prozent 1975 auf 1 Prozent im Jahr 2000).[43] Die Prävalenz von Zöliakie-Erkrankungen liegt im weltweiten Durchschnitt bei etwa 1 Prozent. Für Betroffene dieser Autoimmunerkrankung bedeutet dies den strikten Verzicht auf alles Glutenhaltige und damit das genaue Studieren jeglicher Spurenkennzeichnungen.

Glutenunverträglichkeit
Ein weitaus größerer Teil der Bevölkerung verzichtet nicht wegen der Autoimmunerkrankung Zöliakie auf Gluten, sondern weil sie glutenhaltige Lebensmittel nicht vertragen. Häufig fühlen sich die Betroffenen nach dem Verzehr von Weizenpasta, Brot oder Seitan extrem müde, haben mit Blähungen und anderen Verdauungsbeschwerden zu kämpfen.

Nicht nur die Verträglichkeit des Kleberproteins variiert von Mensch zu Mensch, sondern auch der Gehalt der einzelnen Getreidesorten in Lebensmitteln.

Glutenhaltige Lebensmittel im Überblick

Hoher Glutengehalt
Dinkel
Weizen
Grünkern

Mittlerer Glutengehalt
Gerste
Hafer
Weizenkleie

Niedriger Glutengehalt
Roggen

Ob man Gluten grundsätzlich meiden soll, wird kontrovers diskutiert. Aber der Fakt, dass viele glutenhaltige Speisen stark verarbeitet sind und von der Allgemeinbevölkerung in großen Mengen verzehrt werden (morgens Brot, mittags Nudeln, abends Pizza), lässt sie im Rahmen *der Low FART Diet* zur gelegentlichen Ausnahme werden. Keine Panik, denn es gibt hervorragende Alternativen, zum Beispiel Reis, Hirse, Quinoa, Buchweizen und Amarant. Und wenn du mithilfe deines Ernährungstagebuchs herausfindest, dass du glutenhaltige Getreide gut verträgst, musst du nicht komplett auf sie verzichten.

Milch: Gut für Kalb und Mensch?

Ähnlich wie Gluten ist auch Laktose in die Kritik geraten. Wohingegen Milchprodukte vor 20 Jahren fester Bestandteil des täglichen Speiseplans waren, verzichten heutzutage viele Menschen auf Kälbchennahrung – oft sogar freiwillig. De facto führen große Mengen Milchzucker unweigerlich zu einer Überbelastung des Verdauungstrakts – die Laktase-Enzyme kommen mit dem Verdauen der Laktose nicht mehr hinterher und können sie nicht vollständig aufspalten. Die Folge: Blähungen und Durchfälle. Deshalb wird Laktose übrigens auch als Abführmittel eingesetzt.

Laktoseintoleranz ist die häufigste Form von Kohlenhydratunverträglichkeiten. Schätzungsweise vertragen 10 bis 20 Prozent aller Erwachsenen weltweit keinen Milchzucker und haben mit Symptomen wie Blähungen, Oberbauchbeschwerden und Durchfällen zu kämpfen. Der Grund hierfür ist die eingeschränkte Aktivität von Laktase, dem Milchzucker spaltenden Enzym unseres Dünndarms. Durch das Fehlen der Milchzuckerverwerter gelangt dieser in den Dickdarm und beschert uns einen dicken Blähbauch.

Weil Laktose so häufig für Verdauungsprobleme sorgt und es heutzutage eine überwältigende Anzahl leckerer Alternativen in Form von Mandel-, Reis-, Hanf-, Hirse- und Kokosdrinks gibt, werden wir im Rahmen der *Low FART Diet* zeitweise darauf verzichten.* Orientierst du dich an der Lebensmittelliste, brauchst du dir auch keine Sorgen um Mangelzustände zu machen, bloß weil du einen Monat lang auf Kaffeesahne und Käsebrot verzichtest.

Obst ist gesund, aber ...

Wenn ich jemanden eine unreife Banane essen sehe, bekomme ich schon vom Zusehen Bauchschmerzen. Außerdem zieht sich mein Mund zusammen, weil ich mich an das pelzige Gefühl beim Kauen erinnere. Das entsteht übrigens durch den hohen Stärkegehalt von grünen Bananen. Während die Tropenfrüchte reifen und zunehmend gelber werden, wandelt sich die enthaltene Stärke in Einfachzucker um. Im reifen Zustand ist die Banane vollständig gelb, hat ein paar braune »Zuckerpunkte« auf der Schale und schmeckt süß.

Früchte wollen gegessen werden. Pflanzen, die Früchte zur Vermehrung nutzen, erhoffen sich, uns durch wohlschmeckendes Obst zu betören. Deshalb schmeckt uns reifes Obst – es handelt sich in gewisser Weise um eine raffinierte Evolutionsstrategie. Der Apfel fällt zwar nicht weit vom Stamm, die Kerne jedoch schon. Zumindest dann, wenn sie dank der leckeren Umhüllung gegessen und

---

* Ausnahmen findest du auf der Lebensmittelliste auf Seite 191.

möglichst weit entfernt wieder ausgeschieden oder entsorgt werden. Doch nicht nur für die Pflanzen ist es gut, wenn wir ihre Früchte essen. Obst liefert Ballaststoffe, Vitamine, Wasser und Zucker – all das, was wir lieben und brauchen. Diese natürliche und für beide Seiten profitable Zusammenarbeit zweier Organismen nennt man Symbiose. Heutzutage ist davon jedoch nicht mehr viel übrig. Schließlich züchten wir Früchte so, dass sie möglichst wenige Samen enthalten und trotzdem besonders süß sind. Und auch die Pflanzensamen landen längst nicht mehr auf fruchtbaren Böden, sondern in unserer Toilettenschüssel.

Unter den gefeierten Inhaltsstoffen von Früchten finden wir allerdings auch einige, die zu Blähungen führen können: Fructose, Sorbit und wasserlösliche Ballaststoffe. Das bedeutet jedoch in keinem Fall, dass wir ab sofort keine Fruchtsalate mehr essen und Bananen nicht mehr als praktischen Mittagssnack einpacken dürfen. Denn nicht alle Fruchtsorten blähen gleich viel.

Mit Vorsicht zu genießen sind: Äpfel, Bananen, Birnen, Kirschen, Mangos, Pflaumen.

Blähfreundliche Früchte sind: Ananas, Avocado, Beerenfrüchte, Cantaloupe-Melonen, Oliven, Trauben, Papayas.

Es scheint zu stimmen: Bananen verstopfen. Zumindest belegen einige Studien, dass unreife grüne Bananen gegen Durchfall helfen.[44, 45] Im Umkehrschluss bedeutet das, dass die beliebte Tropenfrucht tatsächlich Verstopfungen verursachen kann – vorausgesetzt man isst sie im unreifen Zustand. Wie eingangs beschrieben, ist der Reifegrad einer Banane sehr leicht an der Schale abzulesen. Doch das ist nicht bei jeder Frucht der Fall. Den Reifegrad einer Frucht erkennt man häufig am Geruch (zum Beispiel bei Cantaloupe-Melonen), an der Druckempfindlichkeit (reife Avocados geben auf Druck leicht nach) oder Färbung (zum Beispiel bei Bananen). Häufig (aber nicht immer) treten diese drei Indikatoren zusammen auf. So erkennt man eine reife Banane eben nicht nur an den braunen Stellen, sondern auch am süßlichen Geruch und dem leichten Nachgeben auf Druck. Avocados hingegen geben zwar auf Druck nach, doch ändern sie weder Färbung noch Geruch. Grundsätzlich solltest du darauf achten, Früchte im reifen Zustand zu essen, so wie es von der Natur vorgesehen ist. Ihr betörender Duft und der meist süßliche Geschmack sollen uns schließlich zu Fortpflanzungskomplizen der Pflanze machen. Die Evolution hat uns nicht grundlos eine Präferenz für reife Früchte beschert, und so sollten wir sie auch unserer Verdauung zuliebe essen.

Und was ist mit Trockenfrüchten? Trockenfrüchte sind ein super Snack für zwischendurch. Doch sie enthalten durch die Trocknung Ballaststoffe und Zucker in konzentrierter Form – und in vielen Fällen noch Schwefel obendrein. Somit sind es nicht nur wie bei den frischen Früchten Ballaststoffe und Zucker, die Blähungen verursachen können, sondern auch Schwefel. Erinnern wir uns kurz an jene Stoffe, die einen Furz übel riechen lassen: Schwefel mischt da ganz oben mit. Trockenfrüchte liefern zwar

Energie, sind lecker und mit Sicherheit ein besserer Snack als Schokolade und Gummibären, aber sie führen zu vermehrter Gasbildung und unliebsamen Gerüchen – eine denkbar schlechte Kombination.

Um dem entgegenzuwirken, rate ich dir Folgendes:

1. Achte beim Kauf auf ungeschwefelte Trockenfrüchte.
2. Verzichte auf zusätzlich gezuckerte Trockenfrüchte.
3. Trink eine Extraportion Wasser zu den Trockenfrüchten oder weiche sie in Wasser ein. Dadurch steigt ihr Volumen, und sie werden saftiger.

Süßer Blähbauch
Süßstoffe
Zucker ist tot. Es leben die Zuckeralternativen. Dank der Entwicklung von Süßstoffen können wir heute bedenkenlos zu süßen Softdrinks, Kuchen und Eis greifen – alles in der Lightversion versteht sich. Vorbei scheinen auf den ersten Blick die Zeiten, in denen jeder Liter Cola noch 35 Stück Würfelzucker enthielt und auch Fruchtsäfte wegen Fructosezusatz in der Kritik standen. Wir haben uns angepasst. Nach der Entdeckung künstlicher Süßstoffe können wir vermeintlich beruhigt an der Cola nuckeln. Die Industrie freut es. Uns ebenso. Doch ist es wirklich so gesund, Substanzen mit der bis zu 13.000-fachen Süßkraft von Haushaltszucker zu schlucken? Folgendes kann man sich auf der Zunge zergehen lassen: Gäbe es den Süßstoff Neotam in Würfelform, entspräche die Süßkraft eines Würfels der von 13.000 Stück Würfelzucker. Wahnsinn!

> **Relative Süßkraft ausgewählter Süßstoffe**
>
> Haushaltszucker: 1
> Cyclamat: 30–35
> Acesulfam-K: 150
> Steviolglycoside (Stevia): 150–200
> Aspartam: 200–300
> Sucralose: 600
> Neotam: 7000–13.000

In der EU sind aktuell 19 Süßungsmittel zugelassen – elf Süßstoffe und acht Zuckeraustauschstoffe. Darunter finden sich auch Stoffe, die in anderen Regionen verboten sind. Cyclamat ist so ein Beispiel. Der Stoff besitzt zwar dem Haushaltszucker ähnliche Eigenschaften und ist daher recht beliebt, doch Tierversuche haben seine Schattenseite offenbart. Die Bakterien unserer Darmflora können Cyclamat in Cyclohexylamin umwandeln. Das wiederum wurde in Versuchen mit Ratten und Mäusen mit einer Hodenvergrößerung in Verbindung gebracht. Die Folge: Uncle Sam mag kein Cyclamat – der Stoff wurde in den USA verboten.

Die *European Food Safety Authority* (EFSA) gibt zwar Entwarnung und argumentiert, dass handelsübliche Mengen der 19 zugelassenen Süßstoffe unbedenklich seien, doch die Skepsis auf Verbraucherseite bleibt. Kein Wunder bei den hieroglyphischen Namen und der Uneinigkeit der Wissenschaft.

Und was bedeutet »handelsüblich« und »unbedenklich« überhaupt? Wie gut, dass es ETD-Werte* für Süßstoffe

---

* ETD = erlaubte Tagesdosis.

gibt. Dafür wird in Tierversuchen eine Dosierung ermittelt, bei der keine gesundheitlichen Schädigungen auftreten, und mit einem Sicherheitsfaktor versehen, der die Übertragbarkeit auf den Menschen berücksichtigt. Der ermittelte Wert wird durch einen weiteren Faktor dividiert, um individuelle Unterschiede einzukalkulieren und so möglichst eine breite Masse der Bevölkerung abzudecken. Die Interpretation der ETD eines Stoffes ist denkbar einfach: Werden diese auf lange Sicht überschritten, ist mit Konsequenzen zu rechnen.

Für ausgewählte Süßstoffe gelten folgende ETD-Werte

Neotam: 2 mg/kg Körpergewicht
Steviolglycoside: 4 mg/kg Körpergewicht
Cyclamat: 7 mg/kg Körpergewicht
Acesulfam-K: 9 mg/kg Körpergewicht
Sucralose: 15 mg/kg Körpergewicht
Aspartam: 40 mg/kg Körpergewicht

Wie die Universität Hohenheim zum Thema Stevia schreibt, ist es durchaus möglich, die empfohlene tägliche Höchstmenge zu überschreiten.[46] Vor allem Diabetiker, die auf Diätprodukte angewiesen, und Frauen, die gemeinhin figurbewusster seien, zeigten ein höheres Risiko für die Überschreitung der erlaubten Tagesdosis.

Süßstoffe sind ein heißes Eisen. Viel wird diskutiert, selten der objektive Blick bewahrt und rasch Partei für eine Seite der Extreme ergriffen. Weite Teile der Bevölkerung lassen in Bezug auf Süßstoffe den alten römischen Grundsatz *in dubio pro reo* walten – im Zweifel für den Angeklagten. Auch weil der gestürzte König Zucker so unbeliebt ist, erscheint das neu gewählte Parlament aus Süßstoffen legitim. Doch es regt sich erster Widerstand.

Im Jahr 2014 veröffentliche das renommierte Wissenschaftsjournal *Nature* eine Studie, die zeigt, dass künstliche Süßstoffe die Darmflora negativ beeinflussen.[47] Die Folge: Glucoseintoleranz. Da nicht kalorische Süßstoffe unseren Dünndarm passieren, ohne absorbiert zu werden, landen sie fast jungfräulich im Reich der Darmbakterien. Nachdem die Forscher zunächst Tierversuche durchgeführt hatten, war es anschließend an der Zeit, die Ergebnisse auf den Menschen zu übertragen. Sieben gesunde Teilnehmer, die ansonsten keine Süßstoffe zu sich nahmen, sollten die täglich zugelassene Höchstdosis an Saccharin einnehmen. Nach einer Woche Süßstoffkur zeigten vier der sieben Probanden – wie im Tierversuch zuvor – eine schlechtere Glucosetoleranz. Bei den anderen drei: nichts. Untersuchungen der Darmflora mittels Stuhlproben bestätigten die Annahme: Die Darmflora der vier Unglücklichen zeigte deutliche Veränderungen.

Doch was sagt uns das? Erstens sind sieben Teilnehmer zu wenig, um daraus Schlüsse für die Allgemeinheit zu ziehen. Zweitens reagieren Menschen unterschiedlich auf bestimmte Stoffe. Klar, dass der Süßstoff-Verband e.V. prompt mit Kritik auf die Studie reagiert und kontert, es gäbe Mängel im Studiendesign. Eine Woche zuvor hatte das Ärzteblatt noch von einem möglichen Umdenken bei der Bewertung von Süßstoffen aufgrund besagter Untersuchung gesprochen. So verschieden können die Interpretationen ein und derselben Studie aussehen. Tierversuche und Untersuchungen an nur sieben Teilnehmern sind durchaus zu kritisieren, doch mangelt es auch an Studien, die künstliche Süßstoffe freisprechen.

Eine Cola light wird dich nicht umbringen, genauso wenig deine Darmflora zerstören. Trotzdem solltest du es nicht übertreiben, da der aktuelle Forschungsstand keine eindeutigen Schlüsse zulässt. Achte deshalb gemäß der *Low FART Diet* darauf, möglichst wenige Süßstoffe zu konsumieren.

Zuckeraustauschstoffe
Im Gegensatz zu Süßstoffen haben Zuckeraustauschstoffe bei übermäßigem Konsum eine unstrittige Wirkung auf unseren Verdauungstrakt. Jeder kennt den Warnhinweis »Kann bei übermäßigem Verzehr abführend wirken« auf Kaugummis und anderen Produkten. Dieser Hinweis muss laut Lebensmittelinformations-Verordnung auf allen Lebensmitteln stehen, die mehr als 10 Prozent Zuckeraustauschstoffe enthalten. Übrigens kann es nicht nur zu Durchfällen kommen, auch Blähungen treten häufig infolge des Konsums dieser Süßungsmittel auf.

Zuckeraustauschstoffe beschreiben meist natürlich vorkommende Zuckeralkohole. Irgendwann kamen kluge Menschen auf die Idee, Zuckeralkohole aus Algen, Pilzen, Pflanzen, Hefen, Flechten und tierischen Geweben zu extrahieren und mit E-Nummern zu versehen. Dies sind die

Stoffe, die heute zahnfreundlichen Kaugummis und Lebensmitteln für Diabetiker ihre Süße verleihen. Zuckeralkohole lassen den Blutzuckerspiegel langsamer ansteigen als Haushaltszucker und sind somit für Diabetiker verträglich. Anders als Süßstoffe enthalten Zuckeraustauschstoffe verwertbare Energie. Der Brennwert liegt bei 2,4 kcal/g und ist somit etwa halb so hoch wie der von Zucker.

Zuckeraustauschstoffe im Überblick

Natürlich vorkommend
Erythrit
Gewonnen aus: Gräsern, Algen, Pilzen, Bakterien, fermentiertem Sirup
Wirkung: Erweiterung der Blutgefäße

Xylit
Gewonnen aus: Mikroorganismen, Pflanzen, tierischem Gewebe
Wirkung: langsam resorbierbar, Vorstufe der Speicherform von Kohlenhydraten, Verwendung bei Diabetes durch die langsame Spaltung im Darm und dem kaum vorhandenen Einfluss auf den Blutzuckerspiegel möglich, auch zur Kariesprophylaxe geeignet

Sorbit
Gewonnen aus: Algen, Pilzen, Pflanzen, tierischem Gewebe
Wirkung: langsam resorbierbar, Verwendung bei Diabetes, wirkt kariesfördernd

D-Mannitol
Gewonnen aus: Bakterien, Algen, Gräsern, höheren Pflanzen
Wirkung: langsamere Aufnahme als Xylit und Sorbit, stärkere abführende Wirkung, gleicher kariesfördernder Effekt wie Sorbit

Synthetisch hergestellt
Lactit
Maltit
Isomalt
Palatinit

Im Gegensatz zu Süßstoffen kann man die Zucker*austausch*stoffe nahezu im Verhältnis 1:1 wie Haushaltszucker verwenden.* Warum das zu Problemen führen kann, habe ich am eigenen Leib erfahren.

Ich erinnere mich lebhaft an jenen Sonntag, der gemütlich begann und mit einer Toilettendauersitzung endete. Meine Freundin – sie backt ausgezeichnet – überraschte mich mit einem Kuchen. Sie hatte vor, an diesem Tag eine Freundin zu besuchen, und wollte mir als bekennendem Kuchenfan etwas zum Naschen dalassen. Ich machte es mir gemütlich, suchte bei Netflix einen spannenden Film aus ... ach ja, der Kuchen. Ich nahm mir gleich zwei Stücke Schokoladenkuchen, während ich mir Bradley Cooper in *Ohne Limit* ansah.

Nach zwei Stunden begann es, in meiner Magengegend zu grummeln. Okay, dachte ich, du hast vielleicht wieder Hunger. Also ging ich zurück in die Küche, lud mir das dritte Stück Kuchen auf den Teller und hoffte damit die Geräuschkulisse einzudämmen. Dann fiel es mir wie Schuppen von den Augen. Da war doch was ... Bevor meine

---

* Das Verhältnis variiert je nach Zuckeraustauschstoff.

Freundin ging, sagte sie, ich solle nicht zu viel Kuchen essen. Dass ich die Warnung als Spaß interpretierte, weil ich mich eigentlich für den Sommer in Form bringen wollte, war keine gute Idee. Ich rief sie an. »Ist da etwa Xylit drin?«, fragte ich sie. Jackpot.

Mit den Geräuschen äußerte mein Magen kein »Ich will mehr!«, sondern ein »Was ist das denn?!«. Und so verbrachte ich den restlichen Sonntag mit Bauchkrämpfen und heftigsten Blähungen auf der Couch, ehe ich den Abend – Durchfall sei Dank – auf dem Klo ausklingen ließ.

Damit es dir nicht auch so ergeht, will ich dir drei Dinge mit auf den Weg geben:

1. Hör der Person, die gebacken hat, zu. Heutzutage ist es nicht ungewöhnlich, dass es sich bei einem Kuchen um eine Lightversion handelt, die man nicht immer am Geschmack erkennt.
2. Wenn du mit Zuckeralkoholen backst, erzähle selbst auch deinen Gästen davon. Ich bin Zeuge geworden, als der Hinweis versehentlich unterging. Nicht zu empfehlen!
3. Taste dich langsam an Xylit und Co. heran. Ersetze nicht gleich 100 Prozent des Zuckers eines Rezepts. Starte mit etwa 25 Prozent und nähere dich in selbigen Schritten der Gesamtmenge, sofern gewünscht. Und um beim Kuchenbeispiel zu bleiben: Iss nicht die gewohnte Menge, wenn Zuckeraustauschstoffe im Spiel sind. Taste dich lieber erst einmal mit einem Stück heran und warte ein paar Stunden, um die

Reaktion deines Körpers zu beobachten. Es gilt: Größere Mengen Zuckeraustauschstoffe (bei mir etwa 50 Gramm) führen unweigerlich zu Durchfällen und anderen Verdauungsbeschwerden.

Der Eiweißpups

Fitnessbegeisterte Menschen lieben Proteinpulver. Es sorgt für zusätzliches Muskelfutter, ist praktisch und laut allen Fitnessgurus ein Muss, sobald man Gewichte stemmt. Dass die Notwendigkeit für Extraprotein in Pulverform nicht immer und unbedingt gegeben ist, lassen wir hier mal außen vor. Denn hier geht es um eine geruchsintensive Nebenwirkung des Pulvers: den Eiweißpups.

Wenn ich mir die Fitnessdiven auf Instagram anschaue, die nicht nur ihre Körper in Szene setzen, sondern auch mit Proteinshakes posieren, muss ich mir zugegebenermaßen das Lachen verkneifen. Ich kann einfach nicht anders, als an die Nebenwirkungen dieser Nahrungsergänzungsmittel zu denken. Die Gründe für stinkende Blähungen und/oder eine gesteigerte Gasbildung sind in erster Linie auf drei Komponenten von Proteinshakes zurückzuführen:

1. Viele Proteinpulver enthalten Laktose.
2. Sie enthalten Zuckeraustauschstoffe, die Blähungen verursachen.
3. Die darin enthaltenen Aminosäuren bestehen zum Teil aus Schwefel (Cystein und Methionin).

Willst du Blähungen vermeiden, achte beim Kauf deines Proteinpulvers darauf, dass es möglichst pflanzlich und frei von blähenden Zuckeraustauschstoffen ist. Gegen die Extraladung schwefelhaltiger Aminosäuren kannst du nichts tun – außer Proteinpulver komplett zu meiden.

Geruchsbelästigung
Laute Pupse sind das eine. Leise Pupse mit Duftzusatz das andere. Und die Kombination aus Lautstärke und Geruch ist besonders unangenehm. Wie wir bereits gesehen haben, ist bloß 1 Prozent der Pupsgase für den üblen Geruch verantwortlich – zum Beispiel schwefelhaltige Aminosäuren. Letztere verursachen den Gestank, den wir mit faulen Eiern assoziieren. Nachdem wir uns bereits mit der Reduzierung von Gasbildung im Verdauungstrakt befasst haben, geht es jetzt den Gerüchen an den Kragen.

Die Hiobsbotschaft vorneweg: Der Geruch wird nie ganz verschwinden. Doch mit der richtigen Wahl der Lebensmittel lässt sich einiges bewirken. Dafür schauen wir uns an, welche Lebensmittel maßgeblich für die Bildung stinkiger Gase im Darm verantwortlich sind:

- Fleisch
- Eier
- Milchprodukte
- Gemüse (vor allem Blumenkohl, Brokkoli, Grünkohl, Rosenkohl, Weißkohl, Wirsing)
- Fisch
- Alkohol (ich sag nur Bierfürze)

Ziel der *Low FART Diet* ist nicht nur, die Gasbildung auf ein verträgliches Niveau zu reduzieren, sondern zudem die Geruchsbelästigung auf ein Minimum zu bringen. Das geht ganz leicht, indem du die oben genannten Lebensmittel reduzierst oder im Rahmen der LFD zeitweise auf sie verzichtest. Denn es ist extrem unangenehm, mit jedem Pups, der mal in der Öffentlichkeit entweicht, zu bangen, ob er nun stinkt oder nicht.

Low FA – Aerophagie

Wenn *Sex on the Beach* zu *Farts on the Beach* wird, müssen wir über Trinkgewohnheiten sprechen. Denn nicht nur direktes Luftverschlucken sorgt für einen Blähbauch, sondern auch die Getränkewahl. Ein typischer Cocktail enthält Zucker, Alkohol und häufig auch Kohlensäure – allesamt bekannte Blähungsförderer. Auch der obligatorische Strohhalm führt, sofern daraus getrunken wird, zu vermehrtem Luftschlucken. Warum es deshalb eine denkbar ungünstige Kombination ist, einen zuckrigen und kohlensäurehaltigen alkoholischen Cocktail mit dem Strohhalm zu trinken, liegt auf der Hand. Nehmen wir an, dass wir pro getrunkenem Liter Flüssigkeit etwa 1,7 Liter Luft in unseren Verdauungstrakt schleusen, macht es ein Strohhalm bestimmt nicht besser.[48] Und Kohlensäure erst recht nicht.

Leise Getränke

Viva con Agua, das Flaschenwasser mit der guten Seele, steht nicht nur für eine tolle Vision. Die Macher hinter der

Non-Profit-Wasserinitiative mit dem Slogan »Wasser für alle – alle für Wasser« haben es zudem geschafft, ihr Mineralwasser pointiert zu taufen. »Laut« und »leise« labeln sie es. Mit und ohne Kohlensäure. Besser hätte es kein Gastroenterologe machen können.

Tatsächlich kannst du über den Kohlensäuregehalt deiner Getränke steuern, inwieweit sich dein Bauch aufbläht. Da sich das CO_2 aus Cola und Apfelschorle nur teilweise über Rülpser und unsere Lunge in Luft auflöst, will der Rest hinten hinaus. Deshalb bilden kohlensäurefreie Getränke wie stilles Wasser und Tee bei der *Low FART Diet* die Pfeiler der Flüssigkeitsversorgung.

Ich weiß, Wasser kann mit der Zeit langweilig werden. Wenn du auf Getränke mit Geschmack stehst, empfehle ich dir, dein Wasser mit ein paar Spritzern Zitronen- oder Limettensaft aufzupeppen. Willst du es mal extravaganter, schnippelst du dir einfach ein paar Scheiben Salatgurke in eine Karaffe Wasser und fügst einige Minzblätter hinzu. Für den besonderen Frischekick kannst du das Gurkenwasser für eine Stunde in den Kühlschrank stellen oder ein paar Eiswürfel mit in die Karaffe geben – fertig ist der erfrischende und bauchfreundliche Durstlöscher.

Und wenn ich ab und an doch mal einen Jieper auf Kohlensäurebläschen bekomme, mische ich mir eine »Wasserschorle«. Dahinter steckt nichts anderes als eine Mischung aus einem Teil stilles Wasser und einem Teil Medium-Sprudel.

Von Kaugummis in losen Mundwerken

Jeder Deutsche kaut rund 100 Kaugummis pro Jahr.* In meinen Kaugummiphasen greife auch ich gerne bis zu drei Mal pro Tag in die Dose. Und obwohl Kaugummikauen beruhigen soll und mir in stressigen Situationen hilft, einen klaren Kopf zu bewahren, sind die Munderfrischer nicht die beste Wahl, um Blähungen zu vermeiden.

Solltest du häufig Kaugummis kauen und dich aufgeblähter fühlen, als dir lieb ist, könnte das Reduzieren deines Konsums helfen. Denn Kaugummis wirken aus zweierlei Gründen blähend: Sie enthalten Xylit, Sorbit und andere Süßungsmittel, die Blähungen verursachen, und führen zudem zu vermehrtem Luftschlucken. Das geschieht über die größere Menge an Speichel, die dabei verschluckt wird (auch darin ist Luft enthalten), sowie das Kauen an sich.

Letzteres wird besonders relevant, wenn ein loses Mundwerk – alias Zahnprothese – im Spiel ist. Auch dadurch kommt es zu erhöhtem Luftschlucken. Zwischen Prothese und Zahnfleisch bilden sich Luftbläschen, die via Speicheltransport in den Verdauungstrakt gelangen. Die Kombination aus Kaugummis und losen Zahnprothesen dürfte zwar selten vorkommen, aber auch getrennt voneinander spielen beide Faktoren eine Rolle bei der Entstehung von Blähungen.

---

* Im Vergleich: Die US-Amerikaner bringen es auf durchschnittlich 150, die Chinesen nur auf 30 Kaugummis pro Person im Jahr.

Rauchen

Dass Rauchen ungesund ist, brauche ich dir nicht zu sagen. Aber warum soll man auch im Rahmen der *Low FART Diet* die Glimmstängel am besten wegwerfen? Die Antwort kennst du bereits: Aerophagie. Rauchen führt dazu, dass wir eine größere Menge an Luft verschlucken, die im Verdauungstrakt gefangen irgendwie wieder entweichen will – entweder durch Aufstoßen oder Pupsen. Übrigens: Wenn Zigaretten schon nicht förderlich für die Verdauung sind, sind Wasserpfeifen erst recht diabolische aerophagische Reiter. Wenn man sich überlegt, wie lange und häufig an einer Shisha gezogen wird, wird klar, dass damit auch die Wahrscheinlichkeit für die Aufnahme von Luft steigt.

Doch warum beklagen sich gerade frisch gewordene Nichtraucher über Blähungen? Dass Rauchen sprichwörtlich die Verdauung anregt, liegt daran, dass die enthaltenen Stoffe einen ähnlichen Effekt auf den Verdauungstrakt wie Koffein haben. Lässt man das Rauchen sein, muss sich der gesamte Körper inklusive Verdauungstrakt an die neue Situation gewöhnen. Auch dass viele Raucher gerade in Stresssituationen eher zur Kippe greifen als in die Chipstüte, kehrt sich nach dem Aufhören um. Auch ich habe in den ersten Wochen der Rauchentwöhnung deutlich mehr gegessen und ein paar Kilo zugenommen. Dass die Kompensation des Nikotinentzugs mit großen und kleinen Gönnerchen auch die Verdauung beeinflusst, liegt auf der Hand. Die gute Nachricht ist, dass sich die Beschwerden nach ein paar Wochen in Luft auflösen und nicht nur die Zigaretten, sondern auch die Blähungen des Nichtrauchers der Vergangenheit angehören.

Low FAR – Rebellis intestinalis

Rebellen haben verschiedene Gesichter. Am Vormittag sind sie brave Mitglieder der Gesellschaft. Abends lehnen sie sich auf. Sie sind wandelbar, je nach Blickwinkel gar unsichtbar. Und ob Rebellen gut oder böse sind, entscheidet das Auge des Betrachters. Was für den einen angemessen erscheint, bringt den anderen in die Bredouille. Ich spreche nicht von politisch motivierten Systemkritikern, sondern von den Rebellen unseres Verdauungstrakts. Die Rede ist von den *Rebellis intestinalis** – jenen Stoffen, die deiner Verdauung Probleme bereiten.

Rebellionen richten sich gegen ein System – im Falle der *Rebellis intestinalis* gegen das Verdauungssystem. Und wie bei politischen Aufständen ist es nicht immer die gleiche Gruppe, die gegen unterschiedliche Systeme kämpft. Die Rebellion unterscheidet sich von Schauplatz zu Schauplatz. Rebellen, die sich gegen den Kommunismus einsetzen, sind andere als die, die gegen den Kapitalismus kämpfen. Und der französische Adel gegen Ende des 18. Jahrhunderts wurde durch eine andere ideologische Strömung gestürzt als die Weimarer Republik.

Genauso verhält es sich mit der menschlichen Verdauung. Auch wenn das Grundsystem (der Aufbau unseres Verdauungssystems) bei jedem Menschen gleich ist, unterscheidet es sich in den Feinheiten von Individuum zu

---

* Eigener Neologismus aus den lateinischen Worten für »zum Darm gehörig« (*intestinalis*) und »rebellisch« (*rebellis*).

Individuum (je nach Zusammensetzung der Darmflora, genetischen Faktoren, Umwelt und so weiter). Trotz der gleichen Grundvoraussetzungen entwickeln wir uns verschieden. Dies ist auch der Grund, warum die *Low FART Diet* nur dann optimal wirkt, wenn du deinen Teil dazu beisteuerst. Schließlich geht es um *deine* persönliche Verdauung.

Den Systemfeind ausfindig machen mithilfe des Ernährungstagebuchs

Auch wenn es mein Ziel ist, dir möglichst viel Arbeit bei der Optimierung deiner Verdauung abzunehmen, kommst du nicht um das Führen eines Ernährungstagebuchs herum. Es stellt eine tragende Säule im Kampf gegen den Blähbauch dar. Die drei wichtigsten Vorteile des Ernährungstagebuchs sind:

1. Du kannst damit *deine* Systemfeinde ausfindig machen.
2. Es hilft deinem Arzt oder Ernährungsberater bei der Behandlung.
3. Die spätere Wiedereinführung gemiedener Lebensmittel erfolgt systematisch und nachvollziehbar.

Bisher haben wir viele übliche Verdächtige kennengelernt, die eine gute Grundlage für die Behandlung von Blähungen liefern. Doch wie bei jeder Verallgemeinerung gibt es auch hierbei Ausreißer und individuelle Variablen. Die Liste der blähenden Lebensmittel ist fix. Diese Lebensmittel wirken unumgänglich blähend, doch die individuelle Toleranz ist dabei unterschiedlich. Das liegt in unserer Natur.

Anzunehmen, dass alle Lebensmittel der LFD-Liste niemals zu Problemen führen würden, ist jedoch falsch. Als ich mich vor Blähungen kaum aus meiner Wohnung traute, vertrug ich auch Lebensmittel nicht, die im Allgemeinen als gut verdaulich gelten: Reis, Joghurt, Quinoa – all das war tabu.

Hier kommt das Ernährungstagebuch ins Spiel. Du wirst deinen Körper besser verstehen und erkennen, was du verträgst und was du besser meiden solltest. Das Ernährungstagebuch erlaubt dir einen ganz objektiven Blick auf deine Essgewohnheiten. Es hilft dir dabei, genau zu dokumentieren, wie du dich tatsächlich ernährst. Beginne mit deinen Aufzeichnungen idealerweise zwei Wochen vor oder alternativ mit dem Start der *Low FART Diet*. Die Lebensmittelliste der LFD ist als darmfreundliche Basis zu verstehen, die du je nach Erkenntnissen aus deinem Ernährungstagebuch beliebig erweitern kannst.

So sieht dein Ernährungstagebuch für die nächsten zwei Wochen aus:

Du legst vier Spalten an. In die linke Spalte trägst du das Datum ein, in die zweite den Zeitpunkt deiner Mahlzeit. In die dritte Spalte notierst du so genau wie möglich, was du gegessen und (außer Wasser) getrunken hast. Und rechts beschreibst du, wie du dich nach dieser Mahlzeit und vor der nächsten gefühlt hast. Wichtig ist, dass du diese Spalte nicht sofort nach dem Essen ausfüllst, sondern mindestens eine Stunde verstreichen lässt. Wie wir in Teil drei gesehen haben, dauert es seine Zeit, bis die Verdauung so richtig beginnt. Und außerdem entstehen mögliche Blähungen erst nach einigen Stunden durch die Bakterien in unserem Dickdarm. Daher kannst du dir als Faustregel merken: Der Blähbauch, den du kurz nach dem Mittagessen spürst, kommt höchstwahrscheinlich vom Frühstück. Ein unwohles Gefühl, Müdigkeit oder Aufstoßen hingegen treten oft schon kurz nach einer Mahlzeit auf.

Datum	Uhrzeit	Mahlzeit	Gefühl nach dem Essen
01.11.	8:00	Hirsebrei mit Apfel, Milch und Zimt; dazu schwarzer Kaffee	Kein Blähbauch, energiegeladen
	11:00	Getrocknete Pflaumen (geschwefelt)	Aufstoßen
	13:00	Möhren-Paprika-Salat (samt Krautsalat) mit Joghurtdressing und gebratenen Hühnerstreifen	Blähbauch, Aufstoßen
	18:00	Pasta mit Tomatensoße und Parmesan	Blähbauch, übel riechende Winde (vor dem Zubettgehen, etwa vier Stunden danach)
02.11.	7:30	Zwei Brötchen mit Marmelade, Apfel; dazu schwarzer Kaffee	Übel riechende Winde, sofortiger Stuhlgang nach dem Aufstehen

Eine digitale Vorlage des Ernährungstagebuchs kannst du dir kostenlos auf meiner Website herunterladen:
www.janrein.de/das-pups-tabu-downloads

Das obige Beispiel ist folgendermaßen zu interpretieren:

Nach dem **Frühstück** traten keine spürbaren Blähungen auf. Das heißt, dass die Mahlzeit des Vorabends keine Blähungen verursacht hat und auch einige Zeit nach dem Frühstück kein Unwohlsein zu spüren ist.

Der **Vormittagssnack** hat zum Aufstoßen geführt, was womöglich durch das häufig in Trockenfrüchten enthaltene Schwefeldioxid ausgelöst wurde.

Nach dem **Mittagessen** gesellte sich ein Blähbauch dazu – sehr unangenehm, wenn man danach noch im Büro, in der Uni oder Schule sitzt. Offenbar äußerten sich der hohe Zucker-, Ballaststoff- und niedrige Wassergehalt der getrockneten Pflaumen.

Nach dem **Abendessen** kamen auch noch übel riechende Darmwinde dazu. Die Kombination aus schwefelhaltigen Trockenfrüchten, Hühnerstreifen (samt schwefelhaltiger Aminosäuren) sowie Krautsalat bescherte unangenehme Pupse und einen Blähbauch, der zudem das Einschlafen erschwerte.

Am besten notierst du die letzte Aufzeichnung des Tages unmittelbar vor dem Zubettgehen. Falls du nachts Verdauungsprobleme verspürst und sie dich sogar am Einschlafen hindern, ergänze dies am Morgen danach in der gleichen

Spalte. So kannst du in der Auswertung einfacher Rückschlüsse auf die Schlafqualität ziehen.

Die übel riechenden Blähungen nach dem **Frühstück** des Folgetags werden nicht unbedingt auf selbiges geschoben, sondern können Überbleibsel des vorherigen Tags sein.

Selbst mithilfe des Ernährungstagebuchs wird unter Umständen nicht mit hundertprozentiger Gewissheit geklärt werden können, welche Mahlzeit oder Lebensmittel deine Verdauungsbeschwerden verursacht haben. Doch es erlaubt dir, den Kreis der Verdächtigen stark einzugrenzen. Und mit der Zeit wirst du ein gutes Gespür dafür bekommen, was du verträgst und was nicht. Daher ist gerade die Kombination aus dem Befolgen der Lebensmittelliste, die du auf Seite 191 findest, und dem Führen des Ernährungstagebuchs so effektiv.

Gehen wir von dem wahrscheinlichen Fall aus, dass sich deine Blähbeschwerden bei Einhaltung der *Low FART Diet* zügig bessern werden, kannst du nämlich im Umkehrschluss nach und nach deine Lieblingslebensmittel in deinen Speiseplan reintegrieren. Das Ergebnis ist dann deine *persönliche Low FART Diet*. Wie du dabei am besten vorgehst, erfährst du im folgenden Kapitel.

Deine persönliche Low FART Diet

Nachdem du dich eine Zeit lang an der Lebensmittelliste orientiert hast, zufrieden mit deiner Verdauung und nicht mehr ständig aufgebläht bist, gehst du wie folgt vor:

1. Du wählst *ein* Lebensmittel (zum Beispiel dein Lieblingsprodukt) und integrierst es in deinen *Low-FART-Diet*-Speiseplan.
2. Du beobachtest, wie es dir dabei geht.
   a. Es geht dir unverändert gut: Dann nimmst du es auch in den kommenden drei Tagen in deinen Speiseplan auf.
   b. Der Blähbauch kehrt zurück: Beobachte weiter, wie du in den nächsten drei Tagen darauf reagierst.
3. Nach drei Tagen:
   a. Es geht dir immer noch gut: Du kannst das Lebensmittel in deinen Ernährungsplan reintegrieren.
   b. Es geht dir immer noch schlechter: Wirf es raus!
4. Wähle das nächste Lebensmittel und verfahre damit genauso.

Wichtig: Bitte lasse genügend Zeit vergehen, bevor du mit dem Testen zeitweise gemiedener Lebensmittel beginnst. Ich empfehle vier Wochen, in denen du dich deutlich besser fühlen solltest als zuvor, bevor du mit der Wiederaufnahme von einzelnen Lebensmitteln anfängst.

Keine Angst – du musst nicht bis ans Ende deiner Tage so verfahren. Sind wir mal ehrlich: So viele Lebensmittel essen wir überhaupt nicht, als dass wir unerträglich lange nach unseren *Rebellis intestinalis* suchen müssten. Der Speiseplan der meisten Menschen dürfte in etwa zwischen 30 und 50 Lebensmittel beinhalten, die die Basis der

Ernährung ausmachen. Allein die Lebensmittelliste der *Low FART Diet* umfasst schon über 50 Produkte, und die Chancen stehen gut, dass sich darauf auch viele befinden, die du magst.

Low FART – Thieves

Rebellis intestinalis können wir nun ausfindig machen. Das ist wichtig, weil unsere Verdauungstrakte unter Umständen unterschiedlich auf bestimmte Faktoren reagieren und Pauschalaussagen im Ernährungsbereich ohnehin schwierig zu treffen sind. Doch es gibt auch Stoffe, die in dir genauso wirken wie in mir. An dieser Stelle schauen wir uns jene Substanzen etwas genauer an, denen wir einerseits viel zu verdanken haben, deren unbedachter Einsatz uns jedoch eines Teils unserer besseren Hälfte beraubt – der Darmflora.

Antibiotika klauen Darmbakterien. *Anti*biotika (»gegen das Leben«) sind sozusagen das Gegenstück zu *Pro*biotika (»für das Leben«). Und wenn wir uns anschauen, dass 700 bis 800 Tonnen Antibiotika pro Jahr in Deutschlands Humanmedizin eingesetzt werden, wundert es nicht, dass auch sie hier Erwähnung finden. Diese Zahl geht aus einem 2015 erschienenen Bericht des Bundesamts für Verbraucherschutz und Lebensmittelsicherheit in Zusammenarbeit mit der Paul-Ehrlich-Gesellschaft hervor.[49]

Doch Antibiotika per se zu verteufeln wäre falsch. Sie haben der Menschheit schon so manchen Dienst erwiesen und sind bei vielen Bakterieninfektionen die einzig effektive Lösung. Viele Infektionskrankheiten, die vor wenigen Jahrzehnten tödlich verliefen, haben seit Entdeckung und Entwicklung der Antibiotikatherapie ihren Schrecken verloren. Bakterielle Lungenentzündungen oder Meningitis kamen in Zeiten vor Penicillin und Co. einem Todesurteil gleich. Heute hingegen sind die Überlebenschancen dank Antibiotika vergleichsweise sehr hoch. Doch es gibt eine Schattenseite.

Wir leben unter Antibiotikadauerbeschuss – sie ist in unserer Nahrung und gehört in Krankenhäusern zur Standardversorgung. Dass diese Schrotflintenmanier nicht immer die beste Wahl ist, wird durch die Ausbreitung resistenter Bakterien deutlich. Diese lernen trotz Antibiotika zu überleben, vermehren sich munter und geben dabei die Überlebensinformationen weiter. Die Folge: 2005 sollen laut WHO drei Millionen Menschen an antibiotikaresistenten Keimen erkrankt sein. 50.000 von ihnen starben. Der Antibiotikadauerbeschuss scheint angesichts dieser Zahlen zumindest fragwürdig. Und auch wenn solche tragischen Fälle noch verhältnismäßig selten vorkommen, gibt es Nebenwirkungen, die nahezu alle Menschen treffen, die Antibiotika einnehmen müssen.

Eigenbeschuss

Die Operation Cobra zog 1944 während des Zweiten Weltkriegs in nur zwei Tagen 700 Opfer auf amerikanischer Seite nach sich. Und das, ohne dass auch nur ein Schuss von Deutschen abgegeben wurde. Allein durch Eigenbeschuss. *Friendly fire* ist ein Begriff aus dem Militärjargon, der diese

Art von irrtümlichem Beschuss verbündeter Soldaten beschreibt. Auch wir betreiben regelmäßig *Friendly fire* gegen unseren Körper: Alkohol, Nikotin, ungesundes Essen, Couch-Potato-Lifestyle – alles alltägliche Formen des Eigenbeschusses. Und selbst wenn wir glauben, unserem Körper zu helfen, handelt es sich dabei oft um *Friendly fire*. So zum Beispiel beim Einsatz von Antibiotika, denn sie können nicht zwischen Freund und Feind unterscheiden. Die Antibiotikadampfwalze mäht einfach alles nieder, was ihr an Leben in die Quere kommt – gute Darmbakterien genauso wie Krankheitserreger. Ich nenne Antibiotika deshalb *Thieves* (»Diebe«). Sie klauen unsere verbündeten Bakterien im Darm.

Deshalb wird jeder Arzt nach einer Antibiotikatherapie besonderes Augenmerk auf das Aufpäppeln der geschädigten Darmflora legen. Ist diese nämlich geschwächt, leidet neben unserer Verdauung auch das Immunsystem. Zwar verfügen wir über einen Vorrat an ursprünglich bei der Geburt (und kurz danach) mitgelieferten Darmbakterien im Wurmfortsatz, doch auf Nummer sicher zu gehen schadet in dem Zusammenhang nicht. So kam man in einer Metaanalyse, die neun Studien zusammenfasste, zu dem Ergebnis, dass sich die Einnahme zweier Probiotika als besonders nützlich erwies. Die medizinische Hefe mit dem unaussprechlichen Namen *Saccharomyces boulardii* und Bakterien der Gattung *Lactobacillus* konnten Durchfallsymptome während der Einnahme eines Antibiotikums verhindern oder zumindest lindern.[50]

Um die Darmflora nach einer *Thieves*-Therapie wieder auf Vordermann zu bringen, empfehlen sich vor allem die gut erforschten Bifidobakterien und Laktobazillen. Entweder greift man dazu auf ein Präparat zurück, oder man isst vermehrt fermentierte Lebensmittel wie Joghurt, Kefir, Sauerkraut oder Kimchi. Da lebende Bakterien eine extreme Abneigung gegen Hitze empfinden und nur in dieser Form für unsere Darmflora nützlich sind, sollten dafür keine erhitzten Lebensmittel verwendet werden. Die Hoffnung, dass man damit seiner Verdauung etwas Gutes tun könnte, stirbt in dem Fall schon, bevor das Nahrungsmittel den Mund erreicht. Da die Verdauungshelferlein sehr pingelige Wesen sind und erst einmal fast den ganzen Verdauungstrakt inklusive Magensäure und Gallensaft durchqueren müssen, ehe sie im Dickdarm ankommen, bleibt die Kritik an inzwischen verbotenen Werbeversprechen in Bezug auf ihre gesundheitsfördernde Wirkung gerechtfertigt. Um auf Nummer sicher zu gehen, rate ich dir zu speziellen Präparaten mit gefriergetrockneten Probiotika.

Schadensbegrenzung: Probiotika
Wie ein Fußballverein, der dank entsprechender Finanzspritze den schwachen Kader um ein paar Stars bereichern kann, können wir unsere Darmflora mittels Probiotika stärken. Damit der Fußballverein nicht Unsummen für Fehlkäufe ausgibt, bedarf es eines gründlichen Scoutings: Welche Spieler passen zum Kader? Welche Typen passen zum Club? Welche Positionen müssen neu besetzt werden?

Ähnliche Fragen müssen auch wir uns vor der Einnahme von Probiotika stellen. Ansonsten geben wir viel Geld für Präparate aus, die wir gar nicht brauchen.

Wie der Fußballverein auf der Suche nach neuen Talenten müssen wir sicherstellen, dass wir das passende Präparat zu uns nehmen. Der erste Schritt heißt: Bestandsaufnahme – wie ist es um meine Bakterien bestellt? Um dies festzustellen, kannst du zum Arzt oder Heilpraktiker deines Vertrauens gehen oder dir einen Stuhltest nach Hause bestellen. Wichtig ist, dass du die Probe strikt nach Anleitung entnimmst, verpackst, lagerst und verschickst. Folgende Richtlinien sind allgemeingültig:

1. Medikamente auslassen, die die Probe beeinflussen könnten (am besten in Rücksprache mit dem Arzt).
2. Der Stuhl darf nicht in Berührung mit Toilettenwasser, Papier oder Urin kommen.
   Tipp: Zuerst urinieren, anschließend Zeitungspapier zwischen Klobrille und Toilette befestigen und das Geschäft darauf erledigen.
3. Die Probe von verschiedenen Stellen entnehmen. Wie bei einer repräsentativen Umfrage sollte die Probe möglichst die Gesamtheit deines Stuhls abbilden.
4. Wirklich genügend Stuhl entnehmen – auf die Markierung des Behälters oder Anweisung achten.
5. Die Probe sofort kühlen. Alternativ: direkt abgeben.

Entnimmt man die Stuhlprobe nur an einer Stelle, ist sie nicht repräsentativ. Wird sie zu warm, verfälscht man das Ergebnis. Und vergeht zu viel Zeit bis zum Versand oder zur Abgabe beim Arzt, pflanzen sich die Bakterien munter fort, was eine genaue Bestimmung der Darmflora unmöglich macht. Solltest du die Probe zu Hause entnehmen, wähle bestenfalls einen Montag oder Dienstag für Entnahme und Transport, damit die Probe übers Wochenende nicht unnötig lange auf Reisen ist. Informiere dich vorher auch über eventuelle Streiks der Logistikdienstleister oder sonstige Unregelmäßigkeiten, die eine Lieferung verzögern könnten.

Nach wenigen Tagen erhältst du die Auswertung deiner Stuhlprobe. Auf Basis der ermittelten Besiedlung deiner Darmflora kannst du nun jenes Probiotikum wählen, das du wirklich benötigst – oder es sein lassen, sofern alles im grünen Bereich ist.

Probiotika und ihre Wirkung
Dass Probiotika bei Reizdarmsyndrom, Blähungen und anderen Verdauungsbeschwerden helfen können, haben zahlreiche Studien bestätigt. Unklar ist dennoch, welche Präparate sich als besonders effektiv erweisen.[51] Dafür gibt es mehrere Gründe. Zunächst gibt es keine einheitliche Definition dessen, was eine »gesunde« Darmflora überhaupt ausmacht. Wir wissen schlichtweg noch zu wenig über die einzelnen Bakterienstämme und ihre Rolle im Verdauungstrakt.[52]

Zudem fanden Wissenschaftler im Rahmen einer kanadischen Studie Erschreckendes über die Qualität dort erhältlicher Präparate heraus. In British Columbia wurden zehn zufällig ausgesuchte Probiotika untersucht, die laut Auslobung nennenswerte Mengen an Laktobazillen enthalten sollten. Blöd nur, dass keine der Proben die auf der Packung angepriesene Menge bei der anschließenden mikrobiellen Laboruntersuchung erreichte. In fünf von zehn Produkten fand man überhaupt keinen *Lactobacillus*. Nicht etwa weniger, sondern schlichtweg nichts. Immerhin enthielten acht Produkte lebende Zellen (teilweise jedoch andere Stämme), doch die gemessene Bakterienzahl entsprach lediglich 10 Prozent dessen, was die Hersteller angegeben hatten.[53] Inwiefern die Ergebnisse dieser Untersuchung außerhalb Kanadas gelten, kann niemand mit Gewissheit sagen. Daher empfiehlt es sich, bei der Wahl des Präparats unbedingt auf fachkundigen Rat zu vertrauen.

Richtig angewandt sind Probiotika besonders nach Antibiotikatherapien und beim Reizdarmsyndrom durchaus probate Mittel, um die Darmflora wieder aufzubauen. So belegt eine Studie aus dem Jahr 2006, dass sich Kapseln mit *Bifidobacterium infantis 35624* als wirksames Mittel bei der Behandlung von Blähungen bei Frauen mit Reizdarmsyndrom erweisen.[54] Eine andere Studie kam zu dem Ergebnis, dass sich eine Probiotikamixtur* als sehr effektiv im Kampf gegen Symptome wie Bauchschmerzen, Flatulenzen und Darmgeräusche im Rahmen einer Reizdarmerkrankung zeigt. Im Vergleich zum Placebo (6 Prozent) sorgte der Mix für eine durchschnittliche Linderung der Symptome um rund 40 Prozent.[55] Speziell gegen die fiesen Darmwinde beim Reizdarmsyndrom scheint das Präparat mit dem

---

* *Lactobacillus rhamnosus GG, Lactobacillus rhamnosus LC-705, Bifidobacterium breve Bb99* und *Propionibacterium freudenreichii ssp. shermanii JS.*

schicken Namen VSL#3* das Mittel der Wahl zu sein. Die Forscher fanden in ihrer randomisierten Doppelblindstudie heraus, dass die VSL#3-Gruppe im Vergleich zur Placebo-Gruppe deutlich seltener Winde ließ.[56]

Was heißt das nun für dich? Ich würde dir gerne ein Präparat empfehlen, aber allein die Vielfalt der Darmbakterien und aller Variablen macht eine pauschale Empfehlung unmöglich. Daher bleibt mir nur der Rat: Lass deine Darmflora untersuchen und achte bei der Auswahl des Präparats auf eine magensaftresistente Hülle, sichere Konservierungstechniken und die Lebendigkeit der Bakterien. Schließlich bringen die freundlichsten Bakterienstämme nichts, wenn sie nicht am Zielort ankommen. Und wie wir bereits gesehen haben, ist es ein weiter Weg zum Dickdarm.

Tipp: Fermentierte Lebensmittel sind ein fester Bestandteil der Low FART Diet. Kefir, Kimchi, Sauerkraut und Nattō sind ausgezeichnete natürliche Quellen für gesunde Milchsäurebakterien. Ab Seite 274 findest du Rezepte für Sauerkraut und Kimchi. Möchtest du Sauerkraut im Supermarkt kaufen, achte darauf, dass das Produkt nicht erhitzt wurde. Ansonsten werden sich keine lebenden Bakterien mehr darin finden.

---

* Vier Laktobazillen (*L. acidophilus, L. bulgaricus, L. casei, L. plantarum*), drei Bifidobakterien (*B. breve, B. infantis, B. longum*) sowie *Streptococcus thermophilus.*

Präbiotika
Damit unsere Darmbewohner uns weiterhin wohlgesinnt bleiben, müssen wir sie füttern. Wenn Antibiotika gegen und Probiotika für das Leben sind, bilden Präbiotika die Grundlage für Leben. Doch sie sind auch jene Stoffe, die zu Bakterienpupsen und schließlich Blähungen führen. Aus diesem Grund beinhaltet die *Low FART Diet* zwar ausreichend Präbiotika, um die Darmflora gedeihen zu lassen, aber in Maßen, damit wir die Fressgelage der Bakterien nicht durch Geruchs- und Lärmbelästigung zu spüren bekommen. Übrigens ist die zusätzliche Einnahme von Präbiotika selbst nach Antibiotikabehandlungen bei Einhaltung der *Low FART Diet* nicht nötig.

Die Low FART Diet –
Das Wichtigste im Überblick

Die Vorgehensweise
Du willst endlich loslegen und deinen Blähbauch in den Griff bekommen? Dann springen wir jetzt von der Theorie in die Praxis, denn du bist bestens vorbereitet! Wir haben unter anderem festgestellt, dass Ballaststoffe sowohl Fluch als auch Segen sein können, doch nicht jedes Böhnchen ein Tönchen abgibt, verschluckte Luft einen beträchtlichen Einfluss auf die Entstehung von Blähungen hat und Antibiotika für intestinalen Eigenbeschuss sorgen. Um deine *Rebellis intestinalis* ausfindig zu machen, kommst du nicht um das Führen eines Ernährungstagebuchs herum. Damit startest du am besten gleich heute, um schwarz auf weiß

festzuhalten, welchen Einfluss deine Ernährungsgewohnheiten auf deine Verdauung haben. Wann du mit der Umstellung deiner Ernährung beginnst, kannst du selbst entscheiden – du hast zwei Möglichkeiten:

1. Du machst zunächst eine Bestandsaufnahme mithilfe des Ernährungstagebuchs und startest etwa zwei Wochen später mit der Ernährung nach der *Low FART Diet*. Der Vorteil: Du checkst erst mal die Lage, analysierst dadurch deine bisherigen Essgewohnheiten und überforderst dich nicht gleich mit Veränderungen.
2. Du startest parallel mit dem Ernährungstagebuch und der Umsetzung der *Low FART Diet*. Dafür orientierst du dich an der Lebensmittelliste und den Rezepten in Teil sechs. Der Vorteil: Durch die Zusammenstellung verdauungsfreundlicher Lebensmittel schaffst du sofort eine gute Basis, auf der du mithilfe des Ernährungstagebuchs aufbauen kannst.

Für mich persönlich überwiegen die Vorteile der ersten Variante, doch beide Ansätze sind möglich. Ungeachtet dessen, wie du dich entscheidest, bleiben die Dauer, die du das Ernährungstagebuch mindestens führen solltest, und der Sinn der LFD-Lebensmittelliste gleich. Zwei Wochen sind meines Erachtens das zeitliche Minimum, um so eine Selbstbeobachtung durchzuführen. Ein paar Tage werden nicht ausreichen, da so viele Faktoren bei der Entstehung von Blähungen eine Rolle spielen, dass die Beobachtungen nicht aussagekräftig wären. Vier Wochen sind ideal, um dich an die Ernährungsumstellung zu gewöhnen und die Reaktionen deines Körpers kennenzulernen.

Die LFD-Lebensmittelliste ist als Grundstein einer darmfreundlichen Ernährung zu verstehen. Die *Low FART Diet* ist weder Einbahnstraße noch Sackgasse. Du kannst jederzeit vorübergehend ausgeschlossene Lebensmittel wieder einführen und den Grundstock um weitere Produkte ergänzen, die dir und deiner Verdauung guttun.

Zusammengefasst bedeutet das:
1. Führe ein Ernährungstagebuch (siehe Seite 173) – entweder schon bevor du mit der Ernährungsumstellung beginnst oder währenddessen.
2. Halte dich mindestens zwei, besser vier Wochen lang an die Liste der aufgeführten Lebensmittel (siehe Seite 191).
3. Beginne erst nach vier Wochen mit der Reintegration von Lebensmitteln.
4. Beachte unbedingt auch die folgenden Kapitel »Lifestyle« und »Extras«.
5. Hab Spaß am Essen und freu dich auf eine erkenntnisreiche Zeit!

Die Lebensmittelliste

Lebensmittel, die sich in unserer Gesellschaft als Grundnahrungsmittel etabliert haben, können dafür verantwortlich sein, dass so viele Menschen – mir lange Zeit inklusive – ständig aufgebläht sind. Getreu Michelangelos Ansatz, das Unnötige – oder in diesem Fall Blähungsfördernde – wegzulassen, habe ich die folgende Lebensmittelliste zusammengestellt. Sie besteht aus Produkten, die in aller Regel gut verträglich und darmfreundlich sind. Eine Rückbesinnung auf das, was unserem Darm guttut, ist immer dann angebracht, wenn die Verdauung streikt. Es ist die einfachste, günstigste und effektivste Art, unerwünschte Blähungen loszuwerden.

Du brauchst beim Anblick der Liste nicht die Hände über dem Kopf zusammenzuschlagen, falls darauf Lebensmittel fehlen, auf die du nicht verzichten kannst. Mithilfe des Ernährungstagebuchs wirst du die Basisliste bald schon um die Leckereien erweitern, die du magst und gut verträgst. Außerdem enthält die Liste eine ausgewogene Mischung gesunder, leckerer und vielseitig verwendbarer Lebensmittel. Was du damit anstellen kannst, siehst du zum Beispiel im Rezeptteil ab Seite 251.

Es ist wichtig, dass du dir nicht nur fünf Lebensmittel aus der Liste rauspickst und die anderen links liegen lässt. Iss so ausgewogen und bunt wie möglich, um eine optimale Nährstoffversorgung zu gewährleisten. Und noch eins sollte klar sein: Die aufgeführten Lebensmittel sind kein Freifahrtschein für übertrieben große Portionen. Vor allem von den Proteinquellen solltest du moderate Mengen zu dir nehmen.

Früchte
Blaubeeren, Kiwis, Papayas, Cantaloupe-Melonen, Grapefruits, Ananas, Orangen, Avocados, Trauben, Passionsfrüchte, Limetten, Zitronen

Gemüse
Karotten, Sellerie, grüne Bohnen, Kürbis, Tomaten, Blattsalate, Spinat, Fenchel, Zucchini, Spargel, Chicorée, Chinakohl, Okraschoten, Ingwer, Süßkartoffeln (moderate Mengen)

Getreide
Quinoa, Hirse, Reis, Buchweizen, Amarant, Mais, (Roggen*) und andere Erzeugnisse aus diesen Getreiden

Proteinquellen
Augenbohnen, Erbsen, Tofu, Tempeh, mageres Fleisch, Hartkäse, Eier**, pflanzliches Proteinpulver

Fettquellen
Paranüsse, Walnüsse, Mandeln, Chiasamen, Hanfsamen, Leinsamen, Hanföl, Leinöl, Olivenöl, Kokosöl

Fermentiertes
Kimchi, Sauerkraut, Kefir, Joghurt, Nattō, Miso

Getränke
Stilles Wasser, Frucht- und Ingwerwasser (selbst gemacht), koffeinfreie Tees, Pflanzendrinks (ohne Carrageen), Getränke mit geringer Kohlensäure, Kombucha, Kakao (selbst gemacht)

PS: Die Lebensmittelliste findest du nebst anderen Zusatzmaterialien auch zum kostenfreien Download auf meiner Website www.janrein.de/das-pups-tabu-downloads.

---

* Nach dem zeitweiligen Verzicht auf glutenhaltige Getreidesorten kannst du mittels Ernährungstagebuch überprüfen, inwiefern du sie verträgst, und gegebenenfalls glutenarme Getreide wie Roggen wieder integrieren.

** Obwohl ich mich selbst vegan ernähre, ändert das nichts daran, dass diese Lebensmittel *Low-FART-Diet*-tauglich sind. Notwendig sind sie allerdings nicht.

Vorübergehend meiden
Auf folgender Liste wirst du sicher einige Lebensmittel finden, die du gerne und häufig isst. Wie du weißt, ist das Ziel eine langfristige Ernährungsumstellung, die sich positiv auf deine Gesundheit und dein Wohlbefinden auswirkt. Um dies zu erreichen, solltest du vier Wochen lang auf unten aufgeführte Lebensmittel verzichten. Bevor du sie dir ansiehst, möchte ich noch drei wichtige Dinge klarstellen:

1. Dies sind lediglich Empfehlungen. Wenn du partout nicht ohne deinen täglichen Energydrink oder das wöchentliche Pastaessen mit den Kollegen auskommst, geht davon die Welt nicht unter. Allerdings darfst du dich dann nicht wundern, wenn der gewünschte Effekt abgemildert wird.
2. Diese Liste erhebt keinen Anspruch auf Vollständigkeit. Es gibt einfach zu viele Lebensmittel (vor allem Fertigprodukte), als dass sie alles umfassen könnte, was unsere Verdauung aus dem Gleichgewicht bringt. Daher die Faustregel: Alles, was du nicht auf der LFD-Lebensmittelliste findest, solltest du vier Wochen meiden. Fertigprodukte sollten, mit Ausnahme von zusatzfreiem Tiefkühlgemüse, nicht gegessen werden.
3. Es ist wichtig, dass du nach der vierwöchigen Reset-Phase versuchst, zumindest die unverarbeiteten Nährstoffbomben wie Gemüse und Früchte nacheinander zu reintegrieren. Sie sind allesamt wichtige Vitamin- und Mineralstoffquellen, und deine Ernäh-

rung sollte nicht langfristig ausschließlich auf der LFD-Lebensmittelliste beruhen, auch wenn sie ausgewogen zusammengestellt ist.

Früchte
Trockenfrüchte (vor allem geschwefelte), Äpfel, Birnen, Aprikosen, Mangos, Pflaumen, Dosenobst

Gemüse
Brokkoli, Blumenkohl, Wirsing, Grünkohl, Rosenkohl, Weißkohl, Zwiebeln, Artischocken, Knoblauch, Pilze, allgemein *große* Portionen Rohkost

Getreide
Weizen, Dinkel*, Hafer*, Gerste und Produkte aus diesen Getreiden

Proteinquellen
Molkeprotein (»Whey«), fettes Fleisch, Wurst, fette Milchprodukte

Fettquellen
Große Mengen raffinierter Öle, Cashewkerne, Pistazien

Fertigprodukte
Pizza, Pommes frites, Döner, Burger, Chips, Flips, Eiscreme, Schokolade, Kaugummi, zuckerfreie Bonbons

Getränke
Stark kohlensäurehaltige Getränke, Alkohol, Energydrinks, Kaffee, Grün- und Schwarztee, Softdrinks

---

* Werden von einigen Menschen mit Verdauungsproblemen gut vertragen. Diese Getreide eignen sich gut, um mithilfe des Ernährungstagebuchs getestet zu werden.

Stufe 2: Lifestyle

Auf den letzten Seiten haben wir uns bereits viele Faktoren angeschaut, die Blähungen verursachen, und Lebensmittel kennengelernt, die gemeinhin gut verträglich sind. Nun widmen wir uns der nächsten Stufe der Pyramide: unserem Lifestyle. Auch wenn der Begriff sehr weit gefasst werden kann, möchte ich mich hier allein auf die Bereiche Psyche, Essverhalten und Bewegung fokussieren.

Psyche

Dass man beim Urinieren im Sitzen auch mal ein laues Lüftchen lässt, ist ganz normal. Zwar etwas peinlich – vor allem, wenn die Schallisolierung zu wünschen übrig lässt und man sich auf einer öffentlichen Toilette befindet –, aber hey, das passiert. Doch Menschen, die zwanghaft Herr (oder Dame) der Lage sein müssen, kann eine solche Situation völlig überfordern. So beschreibt der australische Psychologieprofessor Nick Haslam in seinem Buch *Psychology in the Bathroom* die Ängste eines jungen Mannes, der sich krankhaft davor fürchtete, stinkende Winde zu lassen. Die Phobie betraf in seinem Fall jedoch nicht das Pupsen an sich. Die Angst vor stinkenden Blähungen war vielmehr das Hauptsymptom. Dahinter steckte die Angst, die Kontrolle über etwas zu verlieren. Und das ist nicht alles. Weiter geht es mit dem Fall einer pubertierenden Japanerin, die Panik davor hatte, ihren Körper durch das Pupsen zu beschmutzen.[57] Sie litt an Automysophobie, der Angst vor

Dreck oder üblen Gerüchen am eigenen Körper. Schlussendlich war es eine Hypnosetherapie, die ihr half, ihre Phobie loszuwerden und zu einem normalen Körpergefühl zu finden.

Norwegische Forscher der Universität Bergen führten Anfang der 2000er eine Studie durch, bei der sie über 60.000 Skandinavier untersuchten, um die Verbindung von Depression, Angstzuständen und Verdauungsbeschwerden zu studieren. Wie schon an anderer Stelle erwähnt, kamen sie auf ein eindeutiges Ergebnis: Sie stellten einen signifikanten Zusammenhang zwischen psychischen Störungen und Verdauungsbeschwerden wie Durchfällen oder Verstopfungen fest.[58]

Man muss jedoch nicht an einer psychischen Erkrankung leiden, um die Auswirkungen der Psyche auf den Verdauungstrakt zu spüren. Stress ist eine der Hauptursachen vieler Krankheiten – so auch im Falle des Reizdarmsyndroms. Doch weil der Begriff und die Erkrankung selbst so schwer greifbar sind, werden Patienten, die daran leiden, oft nicht ernst genommen. Ich bin keine Ausnahme. Als mein Hausarzt mich mehrfach darauf aufmerksam machte, dass Stress hinter meinen Beschwerden stecken könnte, winkte ich ab. Ich und Stress? Als Student? Ernsthaft?

Doch Stress ist vielfältig. Nicht nur Deadlines, Lerndruck und Beziehungskrach führen dazu. Wenn wir bei Stress primär an fordernde Chefs und samstägliche Besuche bei IKEA denken, sehen wir nur die Spitze des Eisbergs. Stress entsteht auch durch ungünstige Ernährung, zu viel oder zu wenig Sport, Übergewicht, Untergewicht, Schwangerschaft, Reizüberflutung, Depression, Angst, Streit, Selbstzweifel, Schlafmangel und so weiter. Stress ist mehr als Zeitdruck und Perfektionismus. Und wir tun gut daran, unnötigen Ballast aus unserem Leben zu verbannen. Denn dieser Stress verursacht Verdauungsprobleme. Er ist der Grund dafür, dass ich mich während meiner Schulzeit häufig mit Verstopfungen vor Klausuren herumplagen musste. Die Gewissheit, dass sich zu viel Zocken und zu wenig Lernen als Note »Mangelhaft« manifestieren würden, bereitete mir Stress und lähmte meine Verdauung – wodurch die Ausgangssituation für die Klausur noch unvorteilhafter wurde. Stress wegen meines Untergewichts, zu viel Sport und zu wenig Ruhe mündete direkt in mein Blähbauchdilemma.

Statussymbol Stress

»Sorry, keine Zeit. Ich bin voll im Stress.« Kommt dir das bekannt vor? Wir leben in einer Gesellschaft, die Stress als Beweis für Ehrgeiz versteht. Unser Alltag wird von Instant-Messaging-Diensten diktiert, die unser Verständnis von Kommunikation ein für alle Mal auf den Kopf gestellt haben. Wir sind immer und überall erreichbar. Das weckt in uns und anderen die Erwartung, sowohl privat als auch beruflich ständig verfügbar zu sein und schnell eine Rückmeldung geben zu können. *Direct Messaging* – allen voran WhatsApp – treibt das Spielchen auf die Spitze. Haken zeigen an, wenn eine Nachricht angekommen ist und wann sie gelesen wurde. Stillschweigend einigten wir uns auf die

Konvention: Wenn ich dir schreibe, erwarte ich schnellstmöglich eine Antwort. Die Folge: Wir starren eher auf unser Smartphone als einander ins Gesicht.

Gleichzeitig sorgen Social-Media-Kanäle für mehr Miteinander auf der Welt. Ich bin fest von ihrem positiven Nutzen überzeugt, auch wenn wir hinsichtlich des idealen Umgangs mit den neuen Medien noch in der Findungsphase stecken. Doch die Informationsflut, gepaart mit der Angst, man könnte etwas Tolles verpassen,* und dem Streben nach Erfolg hat viele Menschen meiner Generation zu stressgeplagten To-do-Jongleuren werden lassen. Nehmen wir uns dann noch Personen zum Vorbild, die einen solchen Lifestyle propagieren, wird Stress vom einst gefürchteten Feind zum Statussymbol. Es ist *in*, gestresst zu sein.

Weniger (Pups-)Stress durch richtiges Atmen

Ich bin immer wieder erstaunt, welch elementare Dinge wir trotz allen Fortschritts verlernt zu haben scheinen. Man sollte doch meinen, dass wir zumindest intuitiv richtig atmen. Oder etwa nicht? Genauso wie wir vergessen haben, wie aufrechte Körperhaltung funktioniert, und nach einem Tag auf dem Bürostuhl auf die Couch kriechen, nutzen wir das Potenzial unseres Atemapparats selten vollständig aus.

Auch ich ertappe mich oft dabei, wie ich hastig in den Brustkorb atme, anstatt entspannte, tiefe Atemzüge in den Bauch zu machen. Als ich mit einem Laufcoach über die

---

* FOMO = *Fear of missing out.*

Optimierungsmöglichkeiten meiner Lauftechnik sprach und insgeheim nur hören wollte, dass ich mir die neuen Laufschuhe kaufen sollte, mit denen ich liebäugelte, riet er mir: »Arbeite erst mal an deiner Atmung.« Ich war enttäuscht. Heute weiß ich, dass eine korrekte Atemtechnik nicht nur für Sportler, die auf eine optimale Sauerstoffversorgung angewiesen sind, enorm wichtig ist.

Da Aerophagie einer der Hauptgründe für Blähungen ist, tun wir gut daran, unsere Atmung zu optimieren. Atemübungen haben sich in Studien als durchaus hilfreicher Ansatz in der Behandlung von Blähungen erwiesen. So wurde 2006 ein wissenschaftlicher Artikel veröffentlicht, in dem ein Mann beschrieben wird, der bis zu 18 Mal innerhalb von fünf Minuten rülpsen musste.[59] Nachdem er an einer Atemtherapie teilnahm, reduzierte sich die Frequenz auf drei Rülpser in Fünf-Minuten-Intervallen. Wenn man Aufstoßen als eine Art Pups versteht, der es nicht bis zur Hintertür geschafft hat, kann man daraus schließen, dass dieser Ansatz auch für Blähungen gilt.

In *Psychology in the Bathroom* beschreibt Nick Haslam den Zusammenhang von Psyche, Aerophagie und Blähungen mit den Worten: »Zusammenfassend sind Flatulenzen nicht einfach das physikalische Produkt einer gestörten Physiologie, sondern sie beinhalten auch eine psychische Komponente, die man mit psychologischen Behandlungen in den Griff bekommen kann.«[60] So erwies sich Meditation und die damit einhergehende Optimierung der Atmung und Stresslinderung bei Patienten mit Reizdarmsyndrom als effektiver Behandlungsansatz.[61] Bei den Teilnehmern einer Studie aus dem Jahr 2001 wurde auch noch drei Monate nach Studienende eine signifikante Verbesserung der Symptome Blähungen, Aufstoßen und Durchfälle festgestellt. Weil Psyche und Physiologie unweigerlich miteinander verwoben sind und psychische Faktoren bei der Entstehung von Blähungen eine Rolle spielen, dürfen wir die Auswirkungen von Stress auf unsere Darmgesundheit nicht unterschätzen. Wer permanent auf 180 ist und wegen utopischer To-do-Listen unzufrieden wie ein Berufscholeriker durchs Leben geht, braucht sich nicht wundern, wenn sich die exzessiv verschluckte Luft bemerkbar macht.

Daher umfasst eine langfristige, effektive Behandlung von Blähungen und anderen Verdauungsbeschwerden aktive Entspannung. Man muss nicht gleich mit halbstündigen Meditationseinheiten loslegen, sondern kann mit viertelstündigen Spaziergängen im Grünen starten. Warum im Grünen? Weil eine Umgebung bestehend aus Autolärm und telefonierenden Großstädtern kein Ort der Entspannung ist. Und der nächste Park ist bestimmt nicht weit entfernt.

Die Drei-Minuten-Atemübung
Du musst keine Sportskanone sein, um von dieser Übung zu profitieren. Die Drei-Minuten-Atemübung kannst du ganz leicht in deinen Alltag integrieren, und ihr Effekt ist vielfältig. Du wirst Stress abbauen, deinen Fokus schärfen, auf dein Inneres hören, über Probleme nachdenken und ganz nebenbei an deiner Atemtechnik arbeiten.

Während ich dieses Buch schreibe, arbeite ich gleichzeitig in einem Start-up, pauke für die Uni und versuche nebenbei, noch ein Privatleben zu führen. All das unter einen Hut zu bekommen ist nicht immer leicht, wenn der Tag nur 24 Stunden hat. Oft haben wir das Gefühl, dass die Aufgaben, denen wir uns stellen, uns übermannen. Du kennst das sicherlich. Gerade in stressigen Zeiten, in denen wir hektisch wie ein gejagtes Kaninchen von To-do zu To-do springen, vergessen wir, uns zu erden. Um gleichzeitig Stress abzubauen, dem Lärm der Umwelt für einen Moment zu entfliehen, die Atmung zu optimieren und durch all das auch noch die Verdauung zu fördern, habe ich die Drei-Minuten-Atemübung fest in meinen Alltag integriert.

Ich empfehle dir, die Übung gleich morgens nach dem Aufstehen zum Teil deiner morgendlichen Routine zu machen:

Bevor du zur Kaffeemaschine gehst, legst du dich rücklings auf den Boden, parkst deine Hände auf deinem Bauchnabel und atmest wiederholt langsam und tief ein. Dabei achtest du einzig und allein darauf, deine Bauchdecke – und somit deine Hände – möglichst weit gen Decke zu bewegen. Dadurch wirst du gezwungen, Bauchatmung zu praktizieren und tief einzuatmen.

Auch wenn du nach 60 Sekunden das Gefühl hast, genug zu haben, bleib liegen und zieh es drei Minuten lang durch. Nach ein paar Malen, wirst du einen positiven Effekt auf dein Wohlbefinden feststellen. Denn diese Atemübung kombiniert auf spielerisch leichte Weise Elemente aus Meditationspraktiken mit einer Optimierung deiner Atemtechnik. Damit du dich vollends auf dich selbst fokussieren kannst, lass die Musik aus. Ich bin auch ein

Musikjunkie, aber in einer Welt, in der wir ständig beschallt werden – durch Menschen, Musik, Fernsehen, Handyklingeln, Autos, Tastaturklicken –, tut es gut, einfach mal abzuschalten. Auch wenn es nur drei Minuten sind.

Schlaf den Blähbauch weg

Nicht nur zwischen Psyche, Atmung und Blähungen besteht oft ein Zusammenhang, sondern auch schlechte Schlafqualität und Verdauungsbeschwerden stehen in Verbindung.[62] In einer Studie aus dem Jahr 2006 wurden Krankenschwestern und der Einfluss ihrer ständig wechselnden Schichten auf Störungen des Verdauungstrakts untersucht. Dafür verglichen die Forscher Krankenschwestern im Schichtdienst mit ihren zu festgelegten Zeiten arbeitenden Kolleginnen. Das Ergebnis war eindeutig: Die Krankenschwestern, die aufgrund ihrer wechselnden Arbeitszeiten unregelmäßig schliefen, litten häufiger an Verdauungsstörungen als die Kontrollgruppe.[63]

Unregelmäßiger Schlaf und kurze Nächte führen zu Stress. Man fühlt sich unausgeglichen, unkonzentriert, verliert schneller die Nerven und bekommt durch all das die vorgenommenen Aufgaben nicht abgehakt, was schließlich zu noch mehr Stress führt. Ganz egal, ob Verdauungsbeschwerden die Schlafqualität beeinflussen oder schlechter Schlaf die Verdauung – mit einer erholsamen Nacht beginnt das Wohlbefinden. Ich bin halb Stressjunkie, halb Gemütlichkeitsfanatiker. Einerseits brauche ich Stress, andererseits weiß ich, dass er krank macht. Deshalb möchte ich dir im Folgenden meine Abendroutine vorstellen, die es mir innerhalb von fünfzehn Minuten ermöglicht einzuschlafen – und vor allem durchzuschlafen, um am nächsten Tag erholt zu sein:

1. Das letzte koffeinhaltige Getränk nehme ich spätestens sechs Stunden, die letzte Mahlzeit spätestens vier Stunden vor dem Zubettgehen zu mir.
2. Ich nutze die Funktion »Night Shift« auf dem Macbook und iPhone. Sie verändert das Licht des Bildschirms von einem grellen, kalten Farbton zu einem wärmeren. Die Funktion kann dem persönlichen Schlafrhythmus angepasst werden – bei mir schaltet sie sich um 21:00 Uhr automatisch ein (in der Regel zwei Stunden vor dem Schlafengehen). Ähnliche Apps und Funktionen gibt es auch für andere Betriebssysteme.
3. Eine Stunde vor dem Zubettgehen schalte ich jegliche Bildschirme aus (Smartphone, Laptop, Fernseher). Zudem dimme ich das Licht in der Wohnung.
4. Zur etwa gleichen Zeit nehme ich meinen Schlaftrunk zu mir: Wasser mit Apfelessig und Honig.* Dafür rühre ich zwei Teelöffel naturtrüben Bio-Apfelessig und einen Teelöffel Honig in ein halbes Glas warmes Wasser. Klingt zwar gewöhnungsbedürftig, ist aber wirklich lecker. Der Effekt: Der Insulinanstieg und anschließende -abfall durch den Honig macht müde und hilft mir beim Einschlafen. Ich schlafe

---

* Auch wenn ich mich ansonsten vegan ernähre, sehe ich keinen Grund, auf den Honig eines befreundeten Imkers zu verzichten.

deutlich besser durch, seit ich den Schlummertrunk regelmäßig trinke.
5. Jegliche elektronischen Geräte, durch die man mit der Außenwelt verbunden ist, habe ich aus dem Schlafzimmer verbannt. Dadurch werde ich nicht verleitet, doch noch »ein letztes Mal« die Mails zu checken.
6. Vor dem Schlafengehen habe ich früher oft motivierende Ratgeber gelesen. Eine dumme Idee – denn die Gedanken fingen zu sprudeln an, und vor lauter Tatendrang war an butterweiches Einschlafen nicht zu denken. Inzwischen lese ich Romane (keine Thriller!) oder gar nichts mehr im Bett.
7. Ich schreibe jeden Abend (und Morgen) in mein Tagebuch. Das Notieren im Kopf herumschwirrender Gedanken hilft mir, besser abzuschalten.

Essverhalten

Im Kapitel zur *Low FART Diet* haben wir uns bereits ausführlich mit dem Thema Ernährung befasst. Doch Ernährung umfasst nicht nur, *was* wir essen, sondern auch, *wie* wir essen. Darum betrachten wir uns nun jene Faktoren, die abseits des Tellerrands liegen und dennoch einen erheblichen Einfluss auf die Verdauung haben.

Morgens wie ein Kaiser ... Oder doch nicht?
Drei Mahlzeiten am Tag gelten als optimal. Oder waren es doch fünf? Beim Streben nach Perfektion stoßen wir auf gefühlt hundert unterschiedliche Empfehlungen hinsicht-

lich der idealen Mahlzeitengröße und Häufigkeit der Nahrungsaufnahme. Und diese Empfehlungen ändern sich auch noch ständig.

Gilt für die einen nach wie vor das Sprichwort »Morgens wie ein Kaiser, mittags wie ein König, abends wie ein Bettelmann«, schwören andere auf fünf kleine Mahlzeiten am Tag. Wiederum andere scheinen im intermittierenden Fasten (IF) ihren perfekten Essrhythmus gefunden zu haben. Aus ernährungsphysiologischer Sicht gilt: Dem Körper ist es egal, wie oft man isst. Hauptsache, er bekommt, was er braucht. Er kennt den Luxus nicht, sich um das optimale Timing zu sorgen. Dafür sind wir nicht gemacht. Und wie du vielleicht schon gehört hast: Wir sind gezähmte Steinzeitmenschen.

Geht es darum, Blähungen zu reduzieren, haben sich mehrere kleine Mahlzeiten als empfehlenswert etabliert. Doch im Endeffekt kommt es ganz auf dich und deinen Körper an. Bei der Linderung meiner Beschwerden hat es keinen Unterschied gemacht, ob ich drei oder fünf Mahlzeiten gegessen habe – bloß weniger als drei durften es nicht sein. Heute hingegen esse ich sehr gern nur ein oder zwei große Mahlzeiten – völlig beschwerdefrei. Nicht zuletzt deshalb ist es wichtig, dass du dein Ernährungstagebuch führst und beobachtest, wie dein Körper reagiert.

Preußische Pünktlichkeit am Esstisch

Als ich meinem brasilianischen Onkel Junior erzählte, was »Mahlzeit« wörtlich übersetzt bedeutet, musste er lachen. Als ich ihm erklärte, dass man das Wort in »Mahl« und

»Zeit« zerlegen kann, sagte er: »*Menino*, ihr seid wirklich pünktlich!« In Brasilien steckt keine Zeit in dem Begriff für Mahlzeit (*refeição*). Übrigens auch nicht im Englischen (*meal*), Französischen (*repas*) oder Spanischen (*comida*).

Wir machen uns wirklich viele Gedanken über die Uhrzeit. Und vielleicht kennst auch du die Menschen, die einen Nervenzusammenbruch erleiden, wenn sie nicht um Punkt 18:00 Uhr ihr Abendmahl verspeisen können. Dabei ist es gar nicht so wichtig, wann wir essen. Es gibt aus ernährungsphysiologischer Sicht keinen Grund dafür, Speisen immer zu geregelten Zeiten zu sich zu nehmen. Und so besonders lange halten wir noch nicht einmal am Brauch der geregelten Mahlzeiten fest. Bevor Geschäftszeiten unseren Alltag diktierten, gab es keinen Grund, um 12:00 Uhr zu *lunchen*.

In Bezug auf Verdauungsbeschwerden gibt es jedoch ein paar Richtlinien für die Mahl*zeit*, an denen es sich zu orientieren lohnt:

1. Iss vor einer intensiven Sporteinheit eine leicht verdauliche Mahlzeit oder versuche dich am nüchternen Training. Da sowohl Sport als auch Verdauung signifikante Energiemengen benötigen, ist es vorteilhaft, wenn sie sich nicht in die Quere kommen. Ein leichter Snack vor dem Sport (zum Beispiel Mandelmus mit Banane oder ein Riegel) ist in der Regel kein Problem.
2. Auch wenn es verlockend ist, iss nicht vor dem TV. Konzentriere dich lieber auf die Nahrungsaufnahme,

genieße dein Essen und achte darauf, sie gut einzuspeicheln, damit die Enzyme unseres Speichels mit der Verdauung von Kohlenhydraten beginnen können.
3. Dass man nach 18:00 Uhr keine Kohlenhydrate mehr essen sollte, ist Nonsens. Ist die letzte Mahlzeit des Tages kohlenhydratreich, könnte das aufgrund der Insulinantwort unseres Körpers sogar bei Einschlafproblemen helfen. Du erinnerst dich sicher noch an meinen Schlummertrunk von Seite 202.

Fast Food

Fast Food ist meist zu fettig, zu salzig und zu zuckerhaltig. Es ist schnell zubereitet, in Windeseile verschlungen und wird gerne mal mit kohlensäurehaltigen Softdrinks runtergespült. Im Verdauungs-Super-GAU spielt sich all das innerhalb von fünf Minuten ab, während man von Termin zu Termin eilt. Ich tue es. Du tust es. Wir alle tun es. Passend zum konstanten Zeitdruck, unter dem unsere Gesellschaft steht, muss auch die Nahrungsaufnahme möglichst effizient gestaltet werden.

Doch gut ist das natürlich nicht. Weder für unseren Stresspegel noch für die schlanke Taille. Und erst recht nicht für unsere Verdauung. Ein frittiertes, nährstoffarmes Irgendwas mit Softdrink für drei fünfzig ist so ziemlich das Gegenteil dessen, was wir bisher als verdauungsschonend herausgearbeitet haben.

Und doch sind wir manchmal auf Fast Food angewiesen. Zumindest reden wir es uns ein, anstatt darauf zu vertrauen, dass wir ganz sicher nicht verhungern, wenn wir nicht auf der Stelle Burger mit Fritten essen. Wir lassen uns lieber von unserer angeborenen Gier nach Salz, Zucker, Fett, Faulheit und Überfluss leiten, anstatt selbst für den schnellen Hunger vorzukochen oder wenigstens Ausschau nach einer gesünderen Alternative zu halten. Und ganz ehrlich: Ich bin keine Ausnahme. Manchmal tut so ein Burger einfach richtig gut. Zumindest für einen kurzen Moment.

Doch wenn aus *manchmal* Gewohnheit wird, ist Umdenken angesagt. Im Kampf gegen den Blähbauch sollten wir in Zukunft auf schonend gegartes, möglichst selbst gekochtes Essen setzen. Daher findest du im Bonuskapitel ab Seite 251 Rezepte, die nicht nur eine tolle Alternative zum ungesunden Fast Food darstellen und deiner Verdauung guttun, sondern sich auch hervorragend in großen Mengen vorbereiten lassen. Es ist wirklich nicht viel Aufwand, sich sonntags gemütlich in die Küche zu stellen und eine Stunde lang für die kommende Woche vorzukochen. Immerhin lassen sich aus den Lebensmitteln der LFD-Liste leckere Gerichte zaubern, die ohne viel Wind in Windeseile zubereitet sind.

Genussmittel

Kaffee

Ich bin Kaffeefan, durch und durch. Sogar so sehr, dass ich mein einziges Impulsreferat an der Uni zum Thema Kaffee hielt. Damit stehe ich nicht alleine da. Über 80 Prozent der Deutschen zwischen 18 und 64 Jahren trinken das koffeinhaltige Heißgetränk täglich – durchschnittlich

149 Liter pro Jahr. Das sind ganze 3,8 Tassen pro Kopf und Tag.[64] Während ich diese Zeilen schreibe, liegt mein persönlicher Kaffeebedarf bei drei Tassen pro Tag.

Für die meisten Menschen gehört es zum morgendlichen Ritual: aufstehen, Kaffee kochen, auf Toilette gehen. »Kaffee am Morgen sorgt für Stuhlgang ohne Sorgen.« Einer meiner engsten Freunde geht sogar noch weiter: »Ich kann den Toilettengang punktgenau vorhersagen: Fünf Minuten nach dem ersten Kaffee.«

Viel wird diskutiert, über den Stoff, der unsere Leistungsgesellschaft antreibt. Auch ich bin im Zwiespalt. Auf der einen Seite will ich ohne Stimulanzien durch den Tag kommen. Andererseits habe ich das Gefühl, ohne Kaffee keine Höchstleistung erbringen zu können. Es ist so ein bisschen wie mit der Büchse der Pandora. Hat man Kaffee erst einmal für sich entdeckt und sich daran gewöhnt, wird es schwer, langfristig darauf zu verzichten. Zudem stellt Kaffeekonsum für gesunde Menschen kein Problem dar. Lange hielten sich die Mythen vom ungesunden Laster Kaffee. Der aktuelle Forschungsstand gibt jedoch Entwarnung: Menschen, die nicht gerade schwanger sind oder an hohem Blutdruck oder Verdauungsproblemen leiden, können Kaffee weiterhin genießen.

Doch warum wir unseren Kaffeekonsum überdenken und reduzieren sollten, wenn wir Verdauungsbeschwerden haben, hat zwei Gründe:

1. Koffein sorgt für Stress. Menschen, die chronisch erschöpft sind oder sogar an einer Nebennierenschwäche

leiden und zu Kaffee greifen, geraten schnell in eine Abwärtsspirale. Koffein ist eine Stimulanz. Und Stimulanzen erzeugen Reaktionen im Körper, die denen in Stresssituationen ähneln. Nimmt man am Nachmittag Koffein zu sich, kann der stimulierende Effekt bis in die Nacht reichen und die Schlafqualität beeinträchtigen. Wie wir gesehen haben, stehen Stress und Schlafprobleme in direktem Zusammenhang mit Verdauungsbeschwerden.

2. Koffein wirkt anregend auf die Verdauung. Bei empfindlichen Menschen können Bauchkrämpfe, Blähungen und Durchfälle die Folge sein. Trinkst du deinen Kaffee nicht schwarz, sondern beispielsweise als Latte Macchiato, kann die Laktose in der Milch zusätzlich zu Blähungen führen. Außerdem entspannt Koffein unsere Schließmuskeln. Dreimal darfst du raten, welche Folgen das hat.

Diese Effekte gelten nicht nur für Kaffee. Auch Grün- und Schwarztee enthalten Koffein und haben somit eine ähnliche Wirkung auf den Verdauungstrakt. Zumindest in der Theorie. In der Praxis wird insbesondere grüner Tee häufig als bekömmliche Alternative zu Kaffee propagiert. Nicht nur der aufputschende Koffeinkick ist bei grünem Tee etwas sanfter, sondern offenbar auch die Wirkung auf unsere Verdauung. Außerdem reagiert nicht jeder gleich auf Koffein. Grund zu dieser Annahme liefert der kanadische Wissenschaftler Ahmed El-Sohemy. Dieser veröffentlichte 2006 die Ergebnisse seiner Kaffeestudie im *Journal of the*

American Medical Association.⁶⁵ Dabei untersuchten er und sein Team die Kaffeetrinkgewohnheiten von rund 2000 Costa Ricanern, die bereits einen Herzinfarkt erlitten hatten. Das Ergebnis: Kaffeekonsum über einer Tasse pro Tag scheint nur für sogenannte »langsame Koffeinverstoffwechsler« gefährlich zu sein. Wie du auf Koffein reagierst – ob du eine gesteigerte Leistungsfähigkeit feststellst oder einfach nur Herzrasen bekommst –, findest du ganz leicht heraus, indem du dein Ernährungstagebuch führst. Hier trägst du nicht nur ein, welche Mahlzeiten du isst, sondern auch, wann du wie viele koffeinhaltige Getränke trinkst. Ein zeitweiser Verzicht auf Koffein kann neben deiner Verdauung auch deinem allgemeinen Wohlbefinden zugutekommen. Daher mache ich trotz meiner Genesung vom Blähbauch regelmäßig einen einmonatigen Koffeinentzug.

Und wenn du auf der Suche nach einer belebenden und verdauungsschonenden Alternative bist, empfehle ich Guaranápulver. Die Pflanze aus dem Amazonas wird als Superfood gefeiert und ist in ihrer Heimat fester Bestandteil des täglichen Lebens – als Softdrink und gleichzeitig als Sponsor der brasilianischen Fußballnationalmannschaft (Guaraná Antartica). Die Einheimischen schwören auf Guaraná als Heilmittel gegen Verdauungsbeschwerden – auch gegen Blähungen. Ein Selbsttest schadet also in keinem Fall.

Alkohol
Wenn dir das nächste Mal ein Verdauungsschnaps angeboten wird, kannst du dankend ablehnen. Er bringt ohnehin nichts. Bei der »Käsefonduestudie« untersuchten Schweizer

Wissenschaftler den Effekt von Alkohol auf die Verdauung.[66] Den Probanden wurde ein traditioneller Fonduekäse mit 32 Prozent Fett aufgetischt. Während die Kontrollgruppe dazu brav schwarzen Tee und im Anschluss an das Festmahl Wasser trank, wurde der anderen Hälfte Weißwein zum Essen und ein 40-prozentiger Verdauungsschnaps danach gereicht. Anschließend wurden Appetit und Dauer bis zur Magenentleerung gemessen. Das Ergebnis ist ein Schock für Verdauungsschnapsanhänger: Die Magenentleerung der Alkoholgruppe ging deutlich langsamer vonstatten. Von einer verdauungsfördernden Wirkung durch Wein und Schnaps fehlt jede Spur. Ein Tröpfchen Trost: Der Appetit der Wein- und Schnapstrinker war im Vergleich zur Kontrollgruppe niedriger. Nun könnte man sich diesen Effekt schönreden, wären da nicht die Kalorien des Alkohols.

Alkohol lockert die Stimmung, macht gesprächig und sorgt für mehr Liebesgeständnisse als Inka Bause und Vera Int-Veen zusammen. Gerne auch unter Freunden. Nach fünf Bier sind die Partyfreunde immer die besten Menschen der Welt. Doch Alkohol hat auch viele unschöne Seiten. Er beeinträchtigt die Darmmobilität, verschlechtert die Aufnahme wichtiger Mikronährstoffe (insbesondere von B-Vitaminen, Vitamin E und A) und kann zu Durchfällen und Erbrechen führen. Doch keine Angst: Ein Gläschen Wein pro Woche führt sicherlich nicht zu Durchfall und Vitamin-A-Mangel. Übertreibt man es nicht, hat Alkohol keine negativen Effekte auf die Gesundheit. Doch ist der Verdauungstrakt angeschlagen, kann auch das eine Feierabendbier schon zu viel des Guten sein. Deshalb solltest du dir darüber im Klaren sein, dass alkoholische Getränke nicht nur die Stimmung lockern, sondern auch zu Blähungen führen können. Vor allem zuckrige, kohlensäurehaltige alkoholische Cocktails, die dann auch noch mit einem Strohhalm geschlürft werden, sind so ziemlich das Mieseste, was die Getränkekarte für Verdauung und Gesundheit hergibt. Sieh den Verzicht positiv: Ohne ausschweifende Saufgelage bleiben dir Kater und Bierfürze am Morgen danach erspart. Und Liebesgeständnisse sind ohne Alkohol im Blut ohnehin viel romantischer.

Sündigen will gelernt sein

Die einen nennen es *Cheat day*, die anderen »Ausnahme«. Ich nenne es »Weihnachtssyndrom«. Die Rede ist von jenen Situationen, in denen man sich partout nicht beherrschen kann. Ja, die darf es auch mal geben. Wenn es einfach zu gut schmeckt (salzig, fettig, süß – bestenfalls eine Kombination aus allem), Oma wieder fein gekocht hat oder es tatsächlich Weihnachten ist. In solchen Momenten den Spießer raushängen zu lassen und an die *Low FART Diet* zu erinnern käme einer Selbstkasteiung gleich. Und ganz ehrlich, manchmal tut so ein Fressgelage einfach verdammt gut. Manchmal ist bei mir übrigens zwei- bis dreimal im Monat. Nicht zuletzt helfen uns solche Ausnahmen dabei, langfristig an positiven Gewohnheiten festzuhalten. Geht es deiner Verdauung nach solchen Eskapaden richtig schlecht, wirst du ohnehin vorerst die Schnauze davon voll haben.

Damit die Folgen für Magen und Darm nicht allzu gravierend ausfallen, gibt es an dieser Stelle meine fünf besten Tipps für solche Ausnahmen:

1. **Viel trinken**
   Vermutlich ist das meiste, was du an solchen Tagen essen wirst, extrem salzig. Fertigprodukte und Essen vom Lieferservice enthalten in der Regel deutlich mehr Salz als unsere selbst gekochten Gerichte. Deshalb schmecken sie unserem steinzeitlichen Körper auch so gut. Schließlich war Salz – genauer gesagt das enthaltene Natrium – in früheren Zeiten rar, sodass wir eine Vorliebe für die ehemalige Mangelware entwickelten.

   Da Salz Wasser bindet, ist es bei der Schadensbegrenzung für Magen und Darm besonders wichtig, ausreichend zu trinken. Aus eigener Erfahrung empfehle ich, an solchen Tagen eine Kanne grünen Tee über den Tag verteilt zu trinken – es sei denn, du verträgst kein Koffein. Dieses wirkt nämlich anregend auf die Verdauung und bewirkt ein schnelleres Hindurchrutschen der Speisen. Übrigens schmeckt Grüntee auch kalt mit einem Spritzer Zitronensaft und frischen Minzblättern hervorragend.
2. **Genieße es!**
   Der Hauptgrund für geplante Ausrutscher ist die Lust auf Genuss. Unsere Motivation ist es, dadurch maximale Befriedigung zu erreichen, die sich wiederum positiv auf unsere Psyche und das langfristige

Beibehalten gesunder Ernährungsgewohnheiten auswirkt. Also, stelle für einen Tag das schlechte Gewissen ab und gib dich dem Genuss hin!

3. **Heilerde und Aktivkohletabletten**

   Die dauerhafte Einnahme von Heilerde und Aktivkohletabletten ist sinnlos. Aber sie haben mir schon so manches Mal den Allerwertesten gerettet, nachdem ich über die Stränge geschlagen hatte. Heilerde und Aktivkohle werden nicht nur zum Aufhellen der Zähne oder zur Hauptpflege verwendet, sondern können auch bei innerer Anwendung helfen. Durch die Regulierung des Säure-Basen-Haushalts und Bindung unliebsamer Stoffe, sollen sie der Verdauung auf die Sprünge helfen. Obwohl es keine wissenschaftlichen Belege dafür gibt, habe ich durchaus positive Erfahrungen mit ihnen gemacht. Beachte jedoch, dass sie nicht zusammen mit anderen Arzneimitteln eingenommen werden sollen, da sie deren Wirkung beeinträchtigen können.

4. **Ballaststoffe**

   Auch wenn wir im Rahmen der *Low FART Diet* versuchen, nicht allzu viele Ballaststoffe zu uns zu nehmen, erweist sich eine kleine Extraportion an Fresstagen als hilfreich. Da viele typische »Gönnereien« nicht gerade für ihren hohen Ballaststoffgehalt bekannt sind (zum Beispiel Eiscreme, Pizza und Chips), kann ein solcher Tag schnell Durchfall oder Verstopfung mit sich bringen. Das »Weihnachtssyndrom« bewirkt, dass wir deutlich mehr essen als sonst und entsprechend auch die Ballaststoffaufnahme steigern müssen. Ich empfehle daher ein ballaststoffreiches Frühstück (zum Beispiel mit Vollkornbrot, Gemüse und Hülsenfrüchten), um für den weiteren Tagesverlauf den Kopf für Extravaganzen frei zu haben.

5. Bewegung

Auch wenn der Teufel auf meiner Schulter will, dass ich faul auf der Couch liegen bleibe, quäle ich mich auch an Fresstagen zu meinen obligatorischen zwei Spaziergängen. Gerade wenn wir den Verdauungstrakt mit Nahrung überhäufen, wäre es fatal, komatös auf dem Sofa zu versauern. Ähnliche Situationen kennen wir von Weihnachten: Es wird viel gegessen und getrunken, und die einzige Bewegung ist der Gang zum Weihnachtsbaum, um die Geschenke auszupacken. Ein Fehler! Dass sportliche Höchstleistungen nach einer üppigen Mahlzeit nicht nur unmöglich, sondern auch ungesund sind, ahnst du sicher schon. Die von der Verdauung benötigte Energie steht der Muskulatur nur unfreiwillig zur Verfügung. Übertreiben wir es mit rigoroser Bewegung nach dem Essen, fordern die Muskeln diese Energie jedoch ein, und die Nahrung kann nicht optimal verdaut werden. Aufstoßen, Blähungen und Durchfälle sind in dem Fall keine Seltenheit. Doch ein 15- bis 30-minütiger Spaziergang um den Block ist genau das, was du an solchen Tagen brauchst.

Bewegung

Wenn du nur sehen könntest, wie ich diese Zeilen schreibe: am umfunktionierten Bügelbrett stehend, mit drei Büchern unter dem Laptop. Und all das nur, weil ich vor ein paar Jahren die Überschrift »Sitzen ist das neue Rauchen« in einer Männerzeitschrift gelesen habe. Das Rauchen hatte ich damals schon aufgegeben, die neue Baustelle war also das Sitzen.

Dr. Emma Wilmot vom Leicester Diabetes Centre geht aufgrund der Erkenntnisse aus ihrer Metaanalyse, die auf Daten von fast 800.000 Menschen beruht, davon aus, dass wir 50 bis 70 Prozent unserer Zeit im Sitzen verbringen. Kein Wunder, so beginnt doch der Siegeszug der Sitzerei schon früh in unserem Leben. Als Kinder müssen wir in der Schule stundenlang im Unterricht still sitzen. Weiter geht es an der Uni – wir sitzen in Vorlesungen, Seminaren, in der Bib und zu Hause am Schreibtisch. Endlich fertig mit dem Pauken, finden wir uns in den Büroalltag ein. Natürlich sitzend. Dr. Wilmot und ihr Team fanden in der 2012 veröffentlichten Arbeit nicht nur heraus, dass wir zu viel sitzen, sondern stellten auch einen Zusammenhang von langem Sitzen und einem erhöhten Risiko für Diabetes und Herz-Kreislauf-Erkrankungen fest.[67] Interessanterweise fanden die Forscher dabei heraus, dass es keinen Unterschied macht, ob man nach dem ganztätigen Sitzen im Büro abends zum Sport geht. Das Risiko bleibt gleich. Das schlechte Gewissen durch eine zusätzliche Laufrunde im Park wettzumachen bringt offenbar nicht viel.

Eine andere Studie aus demselben Jahr, die im *Lancet* erschien, beschreibt, dass rund 10 Prozent aller Dickdarmkrebsfälle weltweit auf zu wenig Bewegung zurückzuführen sind.[68] Da haben wir's. Der Preis für unser Sitzfleisch sind nicht nur eine schlechte Haltung, Rückenprobleme und steife Nacken. Nein, das gemütliche Verweilen auf Bürostühlen und Sofas wird mit ernst zu nehmenden gesundheitlichen Risiken abgemahnt.

Dass Bewegung wichtig für eine geregelte Verdauung ist, weiß natürlich jeder. Nicht ohne Grund lautet ein chinesisches Sprichwort »Wer nach jeder Mahlzeit 100 Schritte tut, wird 99 Jahre alt«. Eine Studie aus dem Jahr 2011 untersuchte genau diese Verbindung. Die Forscher teilten ihre Teilnehmer in zwei Gruppen auf: Die Sportgruppe ging zum Physiotherapeuten und steigerte unter Beobachtung das Sportpensum, während die Kontrollgruppe nichts änderte. Das Ergebnis dürfte dich inzwischen nicht mehr überraschen: Die Sportgruppe zeigte im Vergleich zur Kontrollgruppe eine signifikante Verbesserung der Reizdarmsymptome.[69]

Dem Blähbauch davonlaufen

Nun haben wir alle Zweifel aus dem Weg geräumt und wissen, dass Bewegung auch im Kampf gegen Blähungen wichtig ist. Doch was bedeuten die Ergebnisse all dieser Studien für unseren Alltag? Was sollen wir bloß tun, wenn es offenbar nichts bringt, eine Stunde pro Tag Sport zu treiben, weil die zehn Stunden, die wir sitzend verbringen, den positiven Effekt zunichtemachen? Die Antworten liegen auf der Hand:

1. **Weniger sitzen**
   Wie wäre es mit einem Stehschreibtisch? Deinem Chef kannst du zum Beispiel folgende Argumente nennen:
   - Weniger Trägheit durch langes Sitzen führt zu erhöhter Leistungsfähigkeit und besserer Arbeitsleistung.
   - Den Unternehmen stehen in Deutschland pro Mitarbeiter und Jahr 500 € für gesundheitliche Präventionsmaßnahmen wie Stehschreibtische steuer- und sozialversicherungsfrei zur Verfügung.
   - Gesündere Mitarbeiter bedeuten weniger krankheitsbedingte Ausfälle und ein positiveres Arbeitsklima.

   Und wenn du von zu Hause arbeitest, mach es wie ich: Nimm dein Bügelbrett, stell es auf die passende Höhe ein und funktioniere es zu deinem Schreibtisch um. Du musst nicht gleich volle acht Stunden am Stehschreibtisch oder Bügelbrett verbringen – sich zwischendurch hinzusetzen ist völlig in Ordnung. Die Betonung liegt auf *zwischendurch*.

2. **Bewegung in den Alltag integrieren**
   Wenn es aus welchen Gründen auch immer keinen Stehschreibtisch im Büro gibt oder du einfach keine Möglichkeit findest, im Stehen zu arbeiten, bist du noch lange nicht verloren. Bewegung lässt sich ganz leicht in den Alltag integrieren:
   - Stehe mindestens alle 60 Minuten auf und laufe ein bisschen herum. Wie wäre es zum Beispiel,

wenn der Drucker nicht neben dir stünde und du stattdessen aufstehen müsstest, um den Ausdruck zu holen? Oder statte dem netten Kollegen im Stock über dir doch mal einen Besuch ab, anstatt Mails hin- und herzuschicken.

- Verlege Meetings oder Telefonmarathons an die frische Luft und spaziere mit Arbeitskollegen, Freunden oder Telefonpartnern durch den Park.
- Die Basics: Gehe zu Fuß zum Bäcker, fahre mit dem Rad zur Arbeit, nimm die Treppe, bleibe in der Bahn oder im Bus stehen und steige lieber eine Haltestelle früher aus als sonst!

3. **Regelmäßiger Sport**

Regelmäßig Sport zu treiben wirkt sich auf vielfältige Weise positiv aus: Wir bauen Stress ab, beugen Übergewicht und damit einhergehenden Erkrankungen vor und schaffen ein positives Körpergefühl. Zudem ist Sport hilfreich, um Blähungen zu beseitigen, wie verschiedene Untersuchungen bereits vor mehr als zehn Jahren gezeigt haben.[70][71]

Doch wie viel Sport ist nötig? Darüber ist sich die Wissenschaft uneinig. Die WHO empfiehlt ein Sportpensum von mindestens 150 Minuten pro Woche mit moderater Intensität (alternativ: 75 Minuten intensives Training) im aeroben Bereich, das heißt, die Belastung findet in einem Bereich statt, in dem der Körper mit genügend Sauerstoff für die Energiebereitstellung versorgt wird. Dazu eignen sich vor allem niedrige Trainingsbelastungen wie beim langsamen

Dauerlauf. Zudem empfiehlt die Weltgesundheitsorganisation mindestens zwei wöchentliche Trainingseinheiten, bei denen die großen Muskelgruppen trainiert werden. Sprich: eine Mischung aus Kraft- und Ausdauertraining.

Superkompensation werden jene körperlichen Anpassungen genannt, die uns durch Training stärker, schneller und besser werden lassen. Dafür ist es wichtig, ausreichend Zeit zwischen Trainingseinheiten verstreichen zu lassen und auf die körperliche Regeneration zu achten. Wie viel Pause man dem Körper gönnen sollte, hängt von der individuellen Fitness, Sportart und den beanspruchten Muskelgruppen ab. Als grobe Faustregel gilt: Wenn du Muskelkater in den Beinen hast, warte lieber noch einen Tag, bis du sie wieder trainierst, und konzentriere dich in der Zwischenzeit beispielsweise mehr auf deinen Oberkörper. Genauso sinnlos, wie die 150 Minuten pro Woche in einem Training zu absolvieren, ist es, jeden Tag bis an die körperlichen Grenzen zu trainieren. Denn auch ein Übermaß an Sport kann schädlich sein. Übertreiben wir es, bleibt unseren Muskeln, Gelenken, Sehnen, unserem Nervensystem und Herzen keine Zeit, sich zu erholen. Die Folgen einer Sportsucht – ich habe sie am eigenen Leib erlebt – sind erhöhte Stresslevel, Unausgeglichenheit, Hormonstörungen, ein geschwächtes Immunsystem und erhöhtes Risiko für Untergewicht. Deshalb gilt: Drei bis fünf kurze Sporteinheiten pro Woche sollten es schon sein. Mehr aber bitte nicht, es sei denn, du bist Profisportler oder willst es werden.

Sportliche Blähungen

»Zwei Scheiben gehen noch«, dachte ich und packte noch zwei 15-Kilo-Gewichtscheiben auf die Beinpresse. Musik an. Fokus. Beim Hinsetzen atmete ich noch einmal tief ein, bevor ich das Gewicht mit meinen Beinen und grimmigem Blick aus seiner Halterung presste. Meine Trainingspartnerin stand bereit. Falls nötig, würde sie eingreifen und mir helfen, das Gewicht zu stemmen. Während sich die 200 Kilogramm langsam in meine Richtung bewegten, atmete ich tief in den Bauch ein, baute Spannung auf. Ich drückte das Gewicht nach oben, und dann passierte es: ein Furz. Und was für einer.

Eiweißpupse haben wir bereits kennengelernt. Die hohe Menge an Eiweiß, die Fitnessbegeisterte oft in ihren Ernährungsplan integrieren und damit den üblen Geruch von Sportlerfürzen in Kauf nehmen, ist jedoch nur ein Teil des Problems. Warum Bodybuilder und Fitnesssportler häufig pupsen, hängt auch mit der Menge zusammen, die sie tagtäglich verzehren, um ihre gestählten Körper zu versorgen. Doch auch eine falsche Atmung beim Sport führt zu unaufhaltsamen Winden. Sie ist es auch, die häufig für Pupssalven während des sonntäglichen Laufs im Park verantwortlich ist.

Unsere sportliche Leistung hängt zu einem großen Teil davon ab, wie wir atmen. Solltest du die Möglichkeit haben, lass dir am besten von einem erfahrenen Coach zeigen, wie du deine Leistung allein durch die optimale Atemtechnik in ungeahnte Sphären katapultieren kannst. Immer wieder sehe und höre ich im Fitnessstudio hektisches Röcheln mit einem Touch Kurzatmigkeit. Man muss kein Experte sein, um zu hören, dass in solchen Fällen noch Luft nach oben besteht. Nicht nur Choleriker verschlucken unnötig viel Luft, sondern auch Sportler, die nicht auf ihre Atmung achten – Hauptsache, Luft geht rein und irgendwann wieder raus. Pressatmung lässt sich mit ein wenig Übung leicht vermeiden. Dazu empfehle ich dir drei Dinge:

1. Versuche dir die Wichtigkeit und Notwendigkeit einer guten Atemtechnik bewusst zu machen – zum Beispiel mithilfe der Drei-Minuten-Atemübung.
2. Starte beim Krafttraining mit niedrigem Gewicht und richte den Fokus auf eine saubere Ausführung und Atemtechnik.
3. Trainiere die Bauchatmung, um nicht nur die Sauerstoffaufnahme zu optimieren, sondern auch den Rumpf zu stabilisieren.

Als Faustregel für die meisten Übungen gilt: während der Spannungsphase ausatmen, während der Entspannungsphase einatmen.

Weil auch eingefleischte Hantelfans die Bedeutung eines umfänglichen Trainings erkennen und mehr Wert auf ganzheitliche Fitness als auf reine Muskelberge legen, erfreuen sich Yogakurse zunehmend großer Beliebtheit. Auch wenn Yogakurse den Ruf haben, ein Ort so mancher

Flatulenz zu sein, ist es durchaus sinnvoll, die fernöstlichen Entspannungsübungen in den Sportplan zu integrieren. Der Trendsport sorgt für mehr Beweglichkeit, Ausgeglichenheit, ein bewussteres Atmen und einen Blick über den Tellerrand.

Und noch einen Vorteil hat die richtige Atemtechnik: Das Vermeiden von Aerophagie verhindert nicht nur einen Blähbauch, sondern auch Seitenstechen. Ist die tiefe Bauchatmung erst mal in Fleisch und Blut übergegangen, wird man beim Laufen, Fußball- oder Basketballspielen nicht mehr so leicht von Verkrampfungen des Zwerchfells (Seitenstechen) heimgesucht.

Für Körper- und Gesundheitsbewusste ist es daher dreifach sinnvoll, an der Atemtechnik zu arbeiten:

1. Durch effektiveres Atmen lassen sich Sauerstoffaufnahme und somit auch Leistungsfähigkeit erhöhen.
2. Entspannungsübungen wie die Drei-Minuten-Atemübung (siehe Seite 199) sorgen für Stressminderung.
3. Eine geregelte Atmung sorgt für weniger Aerophagie und damit weniger Blähungen.

Stufe 3: Extras

»Was ist eigentlich mit den ganzen Wunderpillen, die gegen Blähungen helfen sollen?«, magst du dich fragen. Diesen »Extras« werden wir uns nun widmen. Ich habe sie so genannt, weil sie in der Regel nicht mehr als ein paar

Extraprozent zur Linderung des Blähbauchs beisteuern. Sie können zwar durchaus einen Effekt haben, doch dieser verpufft ganz schnell, wenn man alleine auf ihre Wirkung vertraut und sich weiterhin Schnitzel, Burger und Tiefkühlpizza reinzieht. Dann steht man da und fragt sich, warum die Werbeversprechen nicht eingehalten werden. So ging es mir auch zunächst, als ich an andauernden Blähungen litt. Ich vertraute lange auf teure Mittel, anstatt mich ernsthaft mit meiner Ernährungs- und Lebensweise auseinanderzusetzen. Kleine Extras wie die Gewürze, die ich dir gleich vorstellen werde, helfen der Verdauung tatsächlich. Aber eine Prise Kreuzkümmel und ein Stückchen Ingwer auf Schweinsbraten mit Spätzle und Rahmsoße bringen allein eben trotzdem wenig.

Im Gegensatz zu den ersten beiden Stufen der Pyramide – *Low FART Diet* und Lifestyle – geht es im Folgenden nicht darum, blähende Lebensmittel und Gewohnheiten zu vermeiden, sondern um kleine Ergänzungen, die du vornehmen kannst. Bis auf wenige Ausnahmen (zum Beispiel Probiotika) sind alle bisher vorgestellten Maßnahmen kostenlos. Die *Low FART Diet* kostet dich nicht mehr als deine normale Ernährung – ganz im Gegenteil. Die Vorlage für das Ernährungstagebuch kannst du ganz einfach selbst zeichnen oder kostenlos auf www.janrein.de/das-pups-tabu-downloads herunterladen. Für die Drei-Minuten-Atemübung brauchst du bloß eine halbe Werbepause Zeit. Und den Stehschreibtisch à la Jan gibt es ebenfalls für null Mehrkosten – vorausgesetzt du besitzt ein Bügelbrett oder etwas Vergleichbares.

Extras kosten Extrageld. Mal mehr, mal weniger. Deshalb werde ich auf den folgenden Seiten klare Worte dafür finden, ob die Mittel wirklich notwendig sind. Glaube mir, ich habe inzwischen schon so gut wie alles ausprobiert, was im Entferntesten gegen Blähungen helfen könnte. Und wenn nicht, habe ich mich intensiv damit befasst, Experten gefragt oder mit Menschen gesprochen, die ihre Erfahrungen mit mir geteilt haben. Wenn ich mit ablehnenden Worten bezüglich eines Mittels jemanden verärgern sollte, möge das so sein. Aber das Letzte, was ich will, ist teure Mittel anzupreisen, die am Ende des Tages keine Wirkung erzielen. Doch starten wir zunächst mit etwas Positivem.

Gewürze und Kräuter

»Ganz viel Liebe«, sagte meine Oma, als ich sie nach der Geheimzutat der weltbesten Feijoada (ein brasilianischer Bohneneintopf) fragte. »Und Cumin«, ergänzte sie. Gewürze haben eine lange Tradition – nicht nur bei Oma. Ob die gutbürgerliche deutsche Küche mit Wacholderbeeren und Kümmel im Sauerkraut oder indische Dals, denen erst sorgfältig zusammengestellte Currymischungen ihre besondere Note verleihen – Gewürze und Kräuter sind fester Bestandteil unserer Lieblingsgerichte. Sie sind der Stoff, aus dem kulinarische Träume sind. Doch sie sind viel mehr als Farbspiele und geschmackliche i-Tüpfelchen. Gewürze haben vielfältige gesundheitliche Wirkungen.

Als ich vor einiger Zeit zum ersten Mal ein nepalesisches Restaurant besuchte und nach dem Essen zum Ausgang ging, kam meiner Begleitung und mir der Küchenchef entgegen. Mit dem charmanten Grinsen eines Menschen, der liebt, was er tut, fragte er, ob wir denn nicht unseren Atem auffrischen und etwas Gutes für unsere Verdauung tun wollten. Dabei deutete er auf die goldene Schüssel in seiner Hand. »Was ist das?«, fragte ich, nachdem sich meine Hand bereits voreilig verselbstständigt hatte und zum Servierlöffel griff. Der Küchenchef erklärte, dass es sich dabei um eine Gewürzmischung aus Fenchelsamen, Anis, Kardamom und anderen Gewürzen handelte. Solche Mischungen würde man auch unter dem Namen *pan masala* aus indischen Restaurants kennen, fügte er hinzu. Obwohl ich schon öfter indisch essen gewesen war, war dies meine erste Begegnung mit einer solchen Gewürzmischung. Und was soll ich sagen? Mein Atem war nachhaltig erfrischt. Und die Verdauung des deftigen und scharfen Linsengerichts ging problemfrei vonstatten.

Gewürze und Kräuter enthalten ätherische Öle und scharfe Substanzen, die von vielen Kulturen seit Jahrhunderten wegen ihrer positiven Effekte auf Verdauung und Wohlbefinden geschätzt werden. Auch die moderne Wissenschaft interessiert sich zunehmend für die Wirkung von Gewürzen auf unsere Gesundheit. So fand beispielsweise eine Studie aus dem Jahr 2016 heraus, dass Cumin und Pfefferminze bei Verdauungsbeschwerden nach einem Kaiserschnitt genauso gut helfen wie eine Standardtherapie mit Magnesiumhydroxid.[72] Im Rahmen einer weiteren Untersuchung aus dem Jahr 2013 kam man zu der Erkenntnis, dass Cumin auch bei Patienten mit Reizdarmsyndrom zur

Linderung der Symptome führt. So stellten die Wissenschaftler einen signifikanten Rückgang von Verstopfung, Blähungen und Bauchschmerzen fest.[73] Erreicht wurde dieser Effekt durch die tägliche Einnahme von 20 Tropfen Cuminöl.

Ich schwöre seit Jahren auf verschiedene Gewürze und Kräuter. Vor allem, wenn ich blähende Lebensmittel wie Hülsenfrüchte oder Kohl zubereite, greife ich besonders tief in die Gewürzdose. Den Tipp meiner Oma, Bohnen und andere Hülsenfrüchte immer mit Cumin zu würzen, habe ich inzwischen an meinen kompletten Freundes- und Bekanntenkreis weitergegeben. Und dafür nur Dank geerntet.

Das Schöne an Gewürzen und Kräutern ist, dass sie zum einen günstig und zum anderen äußerst wohlschmeckend sind. Viele von ihnen enthalten sekundäre Inhaltsstoffe, die sich über die Jahrhunderte als verdauungsfördernd erwiesen haben, was sie zu einer wertvollen Ergänzung der *Low FART Diet* macht. Gewürze wie Anis und Fenchelsamen kaufe ich gerne ungemahlen und zerkleinere sie kurz vor der Verwendung, damit die enthaltenen ätherischen Öle sich durch längere Lagerung nicht verflüchtigen. Was Kräuterpflanzen angeht, bin ich ein schlechter Gärtner. Deshalb kaufe ich sie am liebsten in kleinen Bündeln und hin und wieder auch mal tiefgefroren. Im Folgenden findest du eine Übersicht der Gewürze und Kräuter, die meiner Meinung nach in jeden verdauungsbewussten Haushalt gehören:

Anis
Als Teil des beliebten Verdauungsteetrios machen die Samen nicht nur als Heißgetränk eine gute Figur. Auch in Plätzchen und Eintöpfen macht sich Anis hervorragend und verleiht jedem Gericht eine besondere Geschmacksnote.

Basilikum
Basilikum verleiht jeder Pasta den letzten Schliff und sorgt in frischen Salaten für besondere Akzente. Zudem wird dem mediterranen Pflänzchen aufgrund der enthaltenen ätherischen Öle eine entblähende Wirkung nachgesagt.

Cumin (Kreuzkümmel)
Den bereits erwähnten Studien und der Empfehlung meiner Oma ist wohl nicht mehr viel hinzuzufügen. Cumin gilt nach schwarzem Pfeffer[74] nicht umsonst als das zweitbeliebteste Gewürz der Welt. Ab sofort darf er nicht mehr fehlen, wenn du Hülsenfrüchte und andere blähende Lebensmittel zubereitest. Ein besonders feines Aroma entfaltet sich übrigens, wenn du Cumin kurz anröstest, bevor du ihn zum Beispiel in einer Soße verwendest.

Fenchelsamen
Mitglied Nummer zwei im Verdauungsteetrio. Fenchelsamen lassen sich mit anderen Gewürzen gut zu einer Gewürzmischung wie *pan masala* verarbeiten. Sie sind auch eine hervorragende Zutat in Burger-Pattys oder herzhaften Muffins.

Ingwer

Ingwer ist neben Cumin mein zweiter Liebling auf der Liste. Die gelbe Knolle besticht durch ihre ätherischen Öle und Scharfstoffe (Shogaol und Gingerol), die einen positiven Einfluss auf die Verdauung haben und effektiv gegen Blähungen wirken. Für den nächsten Besuch beim Asiaten empfehle ich dir eine Tasse heißes Ingwerwasser mit Zitronengras und Honig – ein Traum! Auch in der heimischen Küche finden sich vielfältige Verwendungszwecke. Großzügig geschnitten und mit heißem Wasser übergossen, wird daraus ein wärmendes Getränk für kalte Tage. Klein gehäckselt gibt er deftiger Hausmannskost eine unkonventionelle Note, und auch klein gewürfelt im Kochwasser von Reis oder Quinoa verleiht der Ingwer den Getreiden eine würzige Komponente.

Kamille

Wahrscheinlich hat so ziemlich jedes Baby, das hierzulande in den letzten hundert Jahren geboren wurde, viel Kamillentee getrunken. Kamille beruhigt nicht nur die Verdauung, sondern soll auch für einen guten Schlaf sorgen.

Kardamom

Kardamom wird in Ayurvedakreisen aufgrund des hohen Gehalts an ätherischen Ölen als sehr wirkungsvolles verdauungsförderndes Gewürz geschätzt. Bei uns kennen wir es hauptsächlich aus der Weihnachtszeit, denn Kardamom ist fester Bestandteil der Gewürzmischungen für Lebkuchen und Spekulatius.

Kümmel
Kümmel ist der dritte im Bunde und vervollständigt die Zutatenliste des beliebten Fenchel-Anis-Kümmel-Tees. Übrigens nicht zu verwechseln mit Kreuzkümmel – die beiden Gewürze unterscheiden sich deutlich im Geschmack.

Pfefferminze
Pfefferminze peppt jedes ach so langweilige Mineralwasser auf. Zudem ist sie nicht nur eine erfrischende Zutat in herzhaften Gerichten, sondern wirkt zugleich krampflösend bei Magen-Darm-Beschwerden.

Zimt
Auch Zimt soll die Verdauung unterstützen. Achte beim Kauf besonders darauf, keinen China- oder Cassia-Zimt, sondern Ceylon-Zimt zu erwischen. Letzterer enthält geringe und unbedenkliche Mengen Cumarin – also jenes Stoffes, für den Zimt in die Kritik geraten ist.

Nahrungsergänzungsmittel

Wie der Name schon sagt, *ergänzen* Nahrungsergänzungsmittel (NEM) unsere Nahrung. Man könnte meinen, eine so triviale Benennung erfordere keine Erklärung. Und doch gibt es unzählige Menschen, die mehr auf Pillen und Pulver vertrauen als auf eine ausgewogene Ernährung. Sie sind praktisch, keine Frage. Eine Mixtur aus verschiedenen synthetischen oder natürlichen Zutaten – rein damit, und fertig. Tatsächlich ist die Einnahme mancher Nahrungsergänzungsmittel sinnvoll und wichtig. Beispielsweise erreichen laut Nationaler Verzehrsstudie II (NVS II) rund 85 Prozent der Deutschen die Zufuhrempfehlung für Vitamin D nicht. Die möglichen Folgen sind gravierend. So deuten zahlreiche groß angelegte Studien auf ein erhöhtes Risiko für Osteoporose und andere Krankheiten hin.

Auch die empfohlene Menge an Folsäure wird laut NVS II von einer erschreckenden Mehrheit (knapp 80 Prozent) der Deutschen nicht erreicht. Gerade bei Frauen vor und während der Schwangerschaft ist ein Folsäuremangel kritisch, denn dadurch steigt das Risiko für einen Neuralrohrdefekt bei Neugeborenen rapide an.

Die gezielte Ergänzung wichtiger Nährstoffe ist zweifelsohne wichtig. Worüber wir jedoch sprechen müssen, sind jene Produkte, die im besten Fall nichts bringen und im schlimmsten Fall schaden. Unnötige Supplemente gibt es wie Sand am Meer: in Drogerien, Apotheken, Fitnessstudios, Onlineshops – und manchmal unter der Ladentheke. Die Strategie hinter unnötigen Diätpräparaten erkennt man zum Beispiel an folgenden, immer identischen Schritten:

1. Man nehme einen Mahlzeitenersatz, der natürlich »alle« wichtigen Nährstoffe enthält.
2. Die Vorzüge für Figur, Wohlbefinden und Zeitersparnis bette man in eine ausgeklügelte Marketingstrategie.
3. Et voilà: Ein neues Diätwundermittel ist geboren.

Das Storytelling ist immer gleich. Hersteller von neuen Wundermittelchen suggerieren ihren Kunden, dass ihnen die ach so schwere Arbeit einer Diät abgenommen würde. Anstatt ihnen zu empfehlen: »Essen Sie ein bisschen gesünder und bewegen Sie sich mehr«, heißt es: »Wir kümmern uns um Ihren Abnehmerfolg«. Jackpot: Menschen lieben es, wenn sich jemand um sie kümmert. Das war schon bei Mutti so, und so soll es schließlich auch bleiben. Und selbst wenn solche Mittel wirken, bleibt ein fader Beigeschmack und die Frage: wie lange und auf welche Kosten?

Dieses Phänomen beschränkt sich nicht nur auf die Diätindustrie. Oft decken die gleichen Hersteller eine breite Produktpalette für die verschiedensten Wehwehchen ab. Frei nach dem Motto »Masse statt Klasse« werden – wie beim italienischen Lieferservice, der auch indische, asiatische und deutsche Küche anbietet – Diätprodukte neben Verjüngungskuren und Verdauungshelferlein angeboten. Und allesamt werden sie unter dem Leitsatz »Nimm dies und lebe dein Leben unverändert weiter« vermarktet.

Doch die Rechnung geht nicht auf. Diese Wunderpülverchen und Ergänzungsmittel sind zum Beispiel der Grund dafür, dass so viele Menschen nach kurzzeitigem Diäterfolg wieder beim Ausgangsgewicht landen – wenn nicht sogar darüber. Und auch auf sie ist es zurückzuführen, wenn die Verdauung nach dem Absetzen entsprechender Präparate genauso verrücktspielt wie davor. Es gibt sicherlich Ausnahmen. Doch wie viele langfristige Erfolgsgeschichten kennst du?

Das zugrunde liegende Problem* lässt sich auf zwei Hauptkritikpunkte herunterbrechen:

1. **NEM nehmen uns die Verantwortung ab**
   Wir können nichts dafür, dass wir während des mitteleuropäischen Winters kaum Sonne und somit zu wenig Vitamin D abbekommen. Doch viele andere Mängel und Wehwehchen haben wir durchaus selbst zu verantworten. Kneift die Lieblingshose, sollten wir nicht zu einem Diätpulver greifen, sondern so viel Rückgrat haben, eigene Fehler in der Ernährung einzugestehen, und den Willen, sie langfristig zu beheben. Stören die Stinkepupse, brauchen wir – bis auf wenige Ausnahmen wie die gezielte Ergänzung durch ein Probiotikum – keine Pillen, sondern eine effektive und langfristige Anpassung unserer Ernährungs- und Lebensweise.
2. **NEM behandeln (meist) nicht die Ursache**
   Es ist paradox. Dieselben Menschen, die häufig über Ärzte und deren nur an der Oberfläche kratzenden Behandlungsmethoden schimpfen, sind oft diejenigen, deren Supplementschränkchen am prallsten gefüllt ist. Nahrungsergänzungsmittel, die für den Sommer drei Kleidergrößen schwinden lassen, aber auf lange Sicht vier draufpacken, behandeln nicht die Ursache des Übergewichts. Und Präparate, die

---

* Hier geht es nicht um die bedarfsgerechte Nutzung von Supplementen. Die Kritik bezieht sich auf das wahllose Einwerfen von NEM und den unüberlegten Umgang mit ihnen.

unmittelbar nach der Anwendung Blähungen lindern, nur damit sie nach dem Absetzen wieder zurückkehren, bekämpfen ebenfalls nicht das eigentliche Problem.

Bevor wir uns Nahrungsergänzungsmittel anschauen, die tatsächlich bei Blähungen helfen können, verrate ich dir noch, welche Supplemente bei Überdosierung oder unnötiger Anwendung zu Blähungen führen können. Solltest du eines dieser Mittel nehmen, kläre bitte mit deinem Arzt ab, ob dies wirklich notwendig ist. Andernfalls kann es sein, dass sie sogar die Ursache deiner Beschwerden sind.

NEM, die Verdauungsprobleme verursachen können

- **Magnesiumpräparate**
  Bereits geringe zusätzliche Mengen des wichtigen Mikronährstoffs können bei empfindlichen Menschen Magen-Darm-Beschwerden auslösen.
- **Eisenpräparate**
  Eisensupplemente verursachen häufig Verstopfungen oder andere Magen-Darm-Probleme.
- **Proteinpulver**
  Wie du bereits weißt, sorgen schwefelhaltige Aminosäuren für einen fiesen Pupsgeruch. Zudem werden vor allem laktosehaltige Eiweißpulver oft nicht vertragen und führen zu Blähungen.
- **MSM**
  MSM steht für Methylsulfonylmethan und bezeichnet eine organische Schwefelverbindung, die häufig als Nahrungsergänzungsmittel für Haut und Haar empfohlen wird. Ich selbst nehme es immer mal wieder, wenn ich Gelenkprobleme vom Sport

> bekomme, und schätze die Wirkung. Doch aufgrund des enthaltenen Schwefels darf man sich nicht über entsprechend unangenehmen Pupsgeruch wundern.
> - **Ballaststoff-Nahrungsergänzungsmittel**
>   Wenig überraschend sorgen zusätzliche Ballaststoffe aus entsprechenden Präparaten zu vermehrter Gasbildung.
> - **Alle Supplemente, die Zuckeralkohole enthalten**
>   Wie bereits erwähnt, sorgen Zuckeralkohole wie Xylit in größeren Mengen für Verdauungsprobleme. Zuckeralkohole finden sich häufig in Vitamintabletten, zuckerfreien Kaugummis und Diätprodukten.

Nützliche Nahrungsergänzungsmittel?

Die wahrscheinlich effektivsten Nahrungsergänzungsmittel hast du bereits im Kapitel zur *Low FART Diet* kennengelernt: Probiotika. Daneben habe ich mit vielen weiteren Supplementen experimentiert und will dir die kurze Liste jener Mittel präsentieren, die sich als nützlich erwiesen haben.

Verdauungsenzyme

Viele Menschen schwören auf die Extraladung Verdauungsenzyme. Natürlich konnte auch ich nicht die Finger davon lassen und habe Präparate getestet, die Verdauungsenzyme für die blähenden Stoffe in Hülsenfrüchten enthalten. Ich gebe es zu: Sie wirken! Doch langfristig möchte ich keine Verdauungsenzyme schlucken – dafür weiß man einfach noch zu wenig über potenzielle Wechselwirkungen.

Für diejenigen, die nicht auf die Zugabe von Verdauungsenzymen verzichten möchten, gibt es auch natürliche Möglichkeiten. So enthalten zum Beispiel die Kerne der

Papaya das Eiweiß spaltende Enzym Papain. Die Kerne kann man entweder frisch essen (dafür einfach ein oder zwei Teelöffel der Kerne zusammen mit dem Fruchtfleisch kauen) oder trocknen und aufbewahren. Getrocknete Papayakerne kann man wunderbar in eine Pfeffermühle packen und als exotisches Würzmittel verwenden.

Nigerianische Forscher fanden übrigens heraus, dass Papayakerne einen positiven Einfluss auf Parasitenbefall bei Kindern haben können. Sie untersuchten dazu 60 Kinder, deren Stuhl auf intestinale Parasiten hinwies. Sie behandelten die eine Hälfte mit einer Mischung aus Papayakernextrakt und Honig und die andere Hälfte nur mit einem Honig-Placebo. Das erstaunliche Ergebnis: 23 der 30 Kinder, die mit Papayakernextrakt behandelt wurden, zeigten nach einer Woche unauffällige Stuhlproben. In der Kontrollgruppe waren es nur fünf.[75]

Auch in Kiwis steckt ein Eiweiß spaltendes Enzym. Die potenzielle Wirkung von Actinidin auf die menschliche Verdauung wurde in einem Modellversuch beschrieben, bei dem die Forscher untersuchten, inwiefern sich die Verdauung von Proteinen durch den Zusatz von Actinidin im Dünndarm beeinflussen lässt. Tatsächlich verbesserte das Enzym die Verdauung der Proteine aus Molke, Gluten, Gliadin und Zein.[76]

Aktivkohle
Obwohl die Studienlage nicht eindeutig ist, scheinen Aktivkohletabletten vielen Menschen zu helfen. Aktivkohle soll blähende Stoffe binden, bevor sie von Darmbakterien

zersetzt werden, und mit dem Kot nach draußen befördern. Auch ich habe damit experimentiert und gute Erfahrungen gemacht.

Ätherische Öle und Extrakte
Viele der Studien, die die positive Wirkung von Gewürzen und Kräutern auf die Verdauung belegen, wurden mit ätherischen Ölen und Extrakten durchgeführt. Ich habe zum Beispiel mit Curcumin-Extrakt, das aus Kurkumawurzeln gewonnen wird, und ätherischem Öl aus Fenchel sehr gute Ergebnisse bei der Optimierung meiner Reizdarmsymptome erzielt.

Einläufe

Ich konnte mir nie vorstellen, dass ich mal freiwillig einen Einlauf machen würde. Schon als Kind hatte ich eine Phobie vor Zäpfchen, wie sollte ich dann einen Einlauf überleben? Trotz heftigster Blähungen und unzähliger vielversprechender Erfahrungsberichte von Freunden und Bekannten, sträubte ich mich monatelang dagegen. Doch irgendwann wollte ich wissen, wie es sich anfühlt, wenn man lauwarmes Wasser durch einen Schlauch in den Darm fließen lässt. Und vor allem wollte ich am eigenen Leib spüren, ob die alte Tradition wirklich hilft. Um es vorwegzunehmen: Es war gar nicht so schlimm wie befürchtet.

Es gibt verschiedene Arten des Einlaufs. Nach einiger Recherche entschied ich mich für die Variante mit Irrigator und lauwarmem Kräutertee. Hierfür muss man – anders als beispielsweise bei einer Colon-Hydro-Therapie – das Haus nicht verlassen und kann den Akt in heimischer Umgebung vollziehen. Andere schwören sogar auf Kaffeeeinläufe. Falls du dich fragst, ob du was verpasst, wenn du Kaffee in einer Tasse trinkst, anstatt ihn über einen Kaffeeeinlauf zu konsumieren – nein, tust du nicht! Kaffeeeinläufe können sogar übel enden. So kam es beispielsweise schon zu Sepsen[77] und sogar Todesfällen, die mit Kaffeeeinläufen assoziiert werden.[78] Warum gerade Kaffee als Einlaufflüssigkeit der Bringer sein soll, kann ich mir ohnehin nicht erklären.

Einläufe werden oft als Heilmittel gegen Verstopfungen, diverse Magen-Darm-Erkrankungen, Allergien und andere Beschwerden empfohlen. Die Theorie dahinter erscheint auf den ersten Blick schlüssig: Der Darm soll mit Wasser durchspült werden, um ihn von unverdauten Nahrungsresten und »Schlacken« zu befreien. Das Versprechen: Ein Einlauf soll dem Verdauungstrakt helfen, wieder voll funktionsfähig zu werden. Also war auch ich gespannt, ob ich einen positiven Effekt spüren würde. Ich wählte einen Sonntag als großen Einlauftag, da ich nicht abschätzen konnte, welche Folgen eine Darmspülung auf meine Verdauung haben würde, und ich im Ernstfall keine Verpflichtungen absagen wollte. Meine Verdauungsbeschwerden waren zu dieser Zeit übrigens nahezu vollständig verschwunden, aber ich wollte mit diesem »Extra« versuchen, auch die letzten Problemchen zu beseitigen.

Mit gefülltem Einlaufbehälter und eingefettetem Endstück ging ich also ins Bad, stellte den Behälter auf den

Badewannenrand – der Behälter muss höher stehen, als man selbst liegt, damit das Wasser fließen kann – und brachte mich in Position. Ich entschied mich für die Rückenlage auf dem Boden, bei der ich die Beine leicht anwinkelte und die Füße etwas mehr als Hüftbreit auf dem Boden standen. Das Einführen des Endstücks verlief dank Kokosfett problemlos. Verschluss auf und schon spürte ich die warme Flüssigkeit. Etwa ein Liter Tee bahnte sich den Weg durch den Gummischlauch in meinen Körper. Es war nicht unangenehm, aber speziell. Nach wenigen Minuten war der Behälter leer, mein Darm voll und ich zufrieden – vorerst. Ich war froh, dass ich es hinter mich gebracht hatte. Doch die Ruhe hielt nicht lange an, denn nach etwa einer halben Stunde, die ich auf der Couch verbracht hatte, trat der gewünschte Effekt ein: Das Wasser wollte wieder raus. Mit vollem Bauch ging es zurück ins Bad – und das nicht zum letzten Mal an diesem Sonntag.

Und hat es mir was gebracht? Nach anfänglicher Euphorie darüber, dass ich mein Zäpfchen-Kindheitstrauma überwunden hatte und endlich beim Thema Darmspülung mitreden konnte, machte sich recht schnell Ernüchterung breit. Okay, ich war mehrfach auf der Toilette. Und so schlimm fühlte sich das alles auch wirklich nicht an. Aber der erhoffte positive Effekt blieb aus. Sogar das Gegenteil war der Fall: Meine Symptome verschlechterten sich nach dem Einlauf wieder. Heute weiß ich, dass sich unser Darm selbst reinigt. Er benötigt keine Hilfestellung in Form einer Wasserbehandlung durch den After. Was wäre das auch für eine evolutionäre Fehlentwicklung? Wasser ist gut und wichtig, aber es sollte bitte in der richtigen Reihenfolge zugeführt werden: durch den Mund in Magen und Darm und schließlich in die Zellen.

Beschäftigt man sich mit Darmspülungen, erkennt man schnell, dass sowohl auf Pro- als auch auf Kontraseite mit harten Bandagen gekämpft wird. Alles erinnert ein wenig an die Diskussionen zwischen dogmatischen Veganern und erzkonservativen Allesessern: Sie enden meist irgendwo zwischen Glaubenskampf und Lehrstunde. Beim Thema Einlauf ist es nicht anders: Befürworter schwören auf die uralte Heilmethode für Magen und Darm, berichten von täglichen Einläufen und sagenhaften Erfolgsgeschichten. Kritische Einwände werden schnell mit teils haarsträubenden Behauptungen abgeschmettert. Die Gegenseite ist davon überzeugt, dass Darmspülungen von Grund auf unnötig seien. Beide Seiten wiegen sich im Recht und beschuldigen die jeweils andere des Unwissens. So kann man in Internetforen nachlesen, wie Befürworter und Gegner so lange aneinander vorbeireden, bis alle vor einer Mauer stehen. Sackgasse – bitte umkehren.

Wie immer liegt die Wahrheit irgendwo dazwischen, und jeder sollte selbst entscheiden, ob er eine Darmspülung erleben möchte. Ich empfehle es jedoch nicht. Ich sehe auch keinen Grund darin, einen Einlauf als essenziellen Bestandteil einer Behandlung von Verdauungsproblemen anzupreisen. Es ist zwar unwahrscheinlich, dass man nach einem Einlauf schwerwiegende negative Folgen davonträgt, trotzdem sollte man sich möglicher Risiken bewusst sein. Ein Artikel, der 2011 im *Journal of Family*

Practice erschienen ist, zählt die möglichen Nebenwirkungen von Einläufen auf:[79]

- Krämpfe
- Blähungen
- Übelkeit
- Benommenheit
- Erbrechen
- Störungen des Elektrolythaushalts
- Nierenversagen

Jeder darf glauben, was er will. Für manche funktionieren Einläufe, für andere wiederum nicht. Was mir jedoch sauer aufstößt, sind Überschriften wie »Ein Darmeinlauf hilft immer«. Vor allem dann, wenn die entsprechende Website zufällig vom Verkauf der dazu benötigten Produkte lebt und eine Ausbildung zum alternativen »ganzheitlichen Ernährungsberater« anbietet. Zufälle gibt's.

Solltest du selbst mit Einläufen experimentieren wollen, informiere dich bitte vorher gründlich und ziehe am besten die Meinung von unabhängigen fachkundigen Medizinern oder Heilpraktikern zurate. Was du vorher in Bezug auf Einläufe jedoch noch wissen solltest:

- Bei einem Einlauf wird der natürliche Weg Mund–Magen–Dünndarm–Dickdarm umgangen. Die Flüssigkeit strömt direkt in den Dickdarm. Das heißt: Verwende keine Flüssigkeiten, die verschmutzt, zu heiß oder zu kalt sind. Und vor allem keinen Kaffee!

- Häufige Darmspülungen können zu einer Störung der Darmflora und damit einhergehenden Problemen führen.
- Es ist tatsächlich möglich, eine Art Abhängigkeit zu entwickeln. Menschen, die freudig davon berichten, nicht mehr ohne Einläufe auf die Toilette gehen zu können, sollten dringend einen Arzt aufsuchen.
- Solltest du nach einem Einlauf Benommenheit, Schwindel und Übelkeit verspüren, suche sofort einen Arzt auf. Dies sind **keine** typischen Entgiftungserscheinungen!

Das größte Problem, das ich bei Einläufen sehe, ist das blinde Vertrauen. Wie bei den bereits angesprochenen Wunderdiäten, läuft man auch bei Darmspülungen Gefahr, die eigene Verantwortung für seine Ernährungs- und Lebensweise abzugeben. Niemand kommt grundlos auf die Idee, eine Darmspülung durchzuführen. Doch anstatt darauf zu hoffen, dass man den »Darm aufräumt«, indem man ihn mit Wasser flutet, sollte man lieber am Ursprung des Problems arbeiten.

TEIL 5

DIE NATUR KENNT KEINEN ANSTAND

»Hab keine Angst vor der Perfektion,
du wirst sie nie erreichen.«
– Salvador Dalí

Du hast die *Low FART Diet* erfolgreich in deinen Alltag integriert und viele der im Buch genannten Tipps befolgt, doch trotzdem entweicht dir hier und da ein Pups mehr, als dir lieb ist? Das ist ganz normal. Komplett pupsfrei zu leben ist unmöglich. Und es wäre ganz sicher auch nicht gesund. Das Wörtchen *Low* bezieht sich eben nicht nur auf die Reduktion blähender Lebensmittel und Gewohnheiten, sondern auch auf die Verringerung deiner Pupsfrequenz. Das Ziel ist, ein normales, niedriges Pups- und Blählevel zu erreichen, nicht die komplette Vermeidung jeglicher Flatulenzen. Perfektion sollte nie der Anspruch an etwas Natürliches sein.

Die Idee für dieses Kapitel wurde geboren, als mir während eines Vortrags in kleiner Runde ein Pups entwich. Wer kennt sie nicht, die Situationen, in denen Blähungen ganz besonders unangenehm sind? Obwohl das Publikum offenbar weder mein angestrengtes Einhalten noch das Malheur selbst bemerkt hatte, war ich für einen Moment beschämt und verlor den Faden. Auch Blähungen auf engstem Raum in 10.000 Meter Höhe gehören zu diesen Klassikern. Ganz zu schweigen von den peinlichen Momenten, in denen ein Furz das intime Zusammensein mit dem Partner versaut. Wie du solche für Blähungen denkbar ungeeigneten Situationen trotzdem gut überstehst, erzähle ich dir auf den folgenden Seiten.

Über den Wolken muss der Blähbauch wohl grenzenlos sein

62 Prozent der Piloten beklagen sich über Blähungen. Zu diesem Ergebnis kam eine schwedische Studie aus dem Jahr 2012.[80] Damit liegen Blähungen auf Platz zwei der meistgenannten Symptome, mit denen Piloten zu kämpfen haben – allein über Schlafstörungen beklagen sich noch mehr (71 Prozent). Die Wissenschaftler schauten sich zum Vergleich eine Berufsgruppe an, die ebenfalls viel Sitzfleisch hat: Büroangestellte. Von den untersuchten Büroarbeitern gaben 40 Prozent an, sich häufig aufgebläht zu fühlen. Auch das ist ein beeindruckend hoher Wert, aber verglichen mit der knapp überschrittenen Zweidrittel-

mehrheit der Piloten deutlich geringer. Zudem entdeckten die Forscher bei den Piloten einen Zusammenhang zwischen den beiden häufigsten Symptomen Schlafstörungen und Blähungen. Mit zunehmendem Schlafmangel und abnehmender Schlafqualität stieg auch die Häufigkeit der Verdauungsbeschwerden an – nicht so bei den Büroarbeitern.

Neben Schlafmangel spielen bei Piloten auch weitere bereits genannte Faktoren eine Rolle. Zum einen verbringen sie bis auf kurze Pausen und Außenchecks vor dem Abflug viele Stunden pro Tag im Sitzen. Andererseits ist die Bordverpflegung nicht immer optimal für die Verdauung, und sie sind bei Abflug und Landung stets stressigen Situationen ausgesetzt. Doch auch wenn du selbst kein Flugzeug steuerst, kommt dir die blähende Wirkung der Flugzeugluft möglicherweise bekannt vor. Kaum ist die Reiseflughöhe erreicht, kneift die Hose, und man muss gefühlt doppelt so oft pupsen wie am Boden. Tatsächlich trägt die Flugzeugluft ihren Teil zu diesem Phänomen bei: Mit steigender Höhe sinkt der Luftdruck, und Gase dehnen sich aus. Auch die Gase in unserem Bauch. Obwohl Ingenieure in modernen Flugzeugkabinen eine Höhe von knapp 2500 Metern simulieren, damit wir Passagiere kaum wahrnehmen, dass wir auf zehn Kilometer Höhe von A nach B geflogen werden, reicht die Differenz zum Boden aus, um uns aufzublähen.[81] Die vermehrten Blähungen über den Wolken sind also keine Einbildung, sondern können physikalisch erklärt werden. Auf der Erdoberfläche herrscht ein Druck von 760 Torr, in Flugzeugkabinen 565 Torr (entspricht in etwa dem Druck auf 2500 Meter Höhe).[82] Warum Blähungen im Flugzeug besonders unangenehm sind, ist offensichtlich:

1. Man befindet sich mit fremden Menschen auf engstem Raum.
2. Den eigenen Pupsduft riecht man gefühlt sofort.
3. Man hat permanent fremde Darmwinde in der Nase.
4. Die eingeschränkte Luftzirkulation tut ihr Übriges.

Eine Lösung für das Problem wären dämpfende Lederhosen. Aber seien wir mal ehrlich: Wir wollen doch alle in möglichst gemütlicher Kleidung fliegen. Außerdem würde man sich damit doch sofort als Flugzeugpupser outen.

Auch ohne Lederhosen kann man Blähungen im Flugzeug ganz gut vorbeugen. Es empfiehlt sich, den Verdauungstrakt vor Reiseantritt auf die veränderten Druckbedingungen in der Flugzeugkabine vorzubereiten. Auf den Punkt gebracht, bedeutet das: eine Ernährung nach der *Low FART Diet*. Weiter geht es an Bord. Das Gläschen Bier oder Sekt mag zwar verlockend klingen, doch sprudelnde Getränke sind gerade in so einer Situation gar keine gute Idee! Wenn kohlensäurehaltige Drinks am Boden schon blähen, tun sie es auf 10.000 Meter Höhe erst recht.

Auch Flugzeughersteller könnten gegen zu viel »Luft« in der Luft noch etwas aktiver vorgehen: Die Autoren eines Artikels mit dem treffenden Titel »Flatulence on Airplanes: Just Let It Go« empfehlen, Aktivkohle als Geruchsfilter in Flugzeugsitze einzubauen. Vielleicht würden sich dann Beschwerden wie die kürzlich viral gegangene Notiz, die ein Passagier auf eine Serviette geschrieben hatte, in harmlose Luft auflösen: »Ich weiß nicht, ob sie eine Durchsage machen können. Aber wenn möglich, sagen Sie bitte, dass, wer auch immer in den Reihen zehn bis zwölf furzt, zum Arzt gehen sollte. Es handelt sich wahrscheinlich um Arschkrebs.«[83]

Pupsen beim Sex: Erotisch ist anders

Sex ist schon merkwürdig. Wir degradieren uns während des Liebesakts zu den primitiven Wesen, die wir ansonsten zu verstecken versuchen. Triebgesteuert vergessen wir gute Manieren. Wir fluchen, kratzen, stöhnen. Ein harmloser Pups holt uns jedoch ganz schnell wieder zurück in die Realität. Körpersäfte zu vermischen ist okay, aber ein kleines natürliches Körpergeräusch ist ein absolutes No-Go. Verrückt!

Oft handelt es sich bei Furzgeräuschen während des Sex sogar »nur« um einen vaginalen Pups – einen *Flatus vaginalis*. Dabei entweicht schlagartig Luft, die durch Penetrationsbewegungen in die Vagina gepresst wurde. Sogar das ist vielen Menschen peinlich. Das Internet wird überhäuft mit verzweifelten Fragen à la: »Hilfe, wie verhindere ich, dass meine Vagina pupst?« Ganz einfach: Sexverbot. Nein, im Ernst, bitte mal entspannen! Es ist ganz normal.

Doch was ist, wenn der Pups nicht aus der Vagina kommt? In Kombination mit einer entsprechenden Duftnote kann so ein Furz vielleicht sogar den Liebestod für den ganzen Abend bedeuten. Aber ein Weltuntergang ist es sicher nicht. Zudem gibt es auch hier ein paar Dinge, die du beachten kannst, um Blähungen beim Sex zu vermeiden:

1. **Auf die Stellung kommt es an**
   Bei manchen Stellungen ist es einfach unmöglich, einen Pups einzuhalten. Wenn du dich vor dem Sex schon aufgebläht fühlst, ist es sinnvoll, auf diskrete Art und Weise diese Stellungen zu vermeiden. Besonders prädestiniert für unabsichtliche Pupse sind Hündchenstellung und Schmetterling.
2. **Gelassenheit**
   Wer behauptet, während des Sex noch nie einen Pups eingehalten zu haben, lügt oder hatte erst einmal Geschlechtsverkehr. Es gibt kaum etwas Schlimmeres, als in intimen Momenten den Kopf nicht ausschalten zu können und ständig an das nächste *Pffft* denken zu müssen. Es hilft zwar, gewisse Stellungen zu meiden, wenn man aufgebläht ist, doch sich den Spaß gänzlich nehmen zu lassen, ist keine Lösung. Und selbst wenn doch mal ein Pups rausrutscht, gibt es Mittel und Wege, ihn geschickt zu vertuschen oder die Situation mit einer guten Prise Humor zu entschärfen.
3. **Low FART Diet**
   Auch hier komme ich nicht umhin, noch einmal auf die richtige Ernährung hinzuweisen. Du musst deinem Partner ja nicht unbedingt von der *Low FART Diet* erzählen, wenn es dir peinlich sein sollte. Aber

wenn du erst mal herausgefunden hast, welche Gerichte du problemlos schlemmen kannst, ist auch der Kopf für schöne Momente viel freier. Besonders wichtig vor dem Sex: Verzichte auf blähende Getränke wie Softdrinks, Cocktails oder Bier.

Egal ob beim Sex oder in einer anderen Situation, irgendwann gelangt jede Beziehung an den Punkt, der alles ändert. Für manche ist der erste Pups vor dem Partner eine Befreiung, für andere der Grund für eine schlagartige Flucht. Doch ganz egal, wie man dazu steht, es verändert die Beziehung. Setzt man voraus, dass Körperfunktionen, -flüssigkeiten und -geräusche für einen eigentlich tabu sind, ist ein Pups vor dem Partner vielleicht sogar als besonderer Liebesbeweis zu verstehen. Und wer weiß, vielleicht steht der Partner ja sogar darauf. Einen Namen dafür gibt es übrigens schon: Flatophilie.

TEIL 6
REZEPTE

»I'm sorry for what I said when I was hungry.«
– Unbekannt

Damit du siehst, wie alltagstauglich und lecker die darmfreundliche *Low FART Diet* ist, habe ich dir auf den folgenden Seiten einige meiner liebsten Rezepte zusammengestellt. Vielleicht geht es dir ja ähnlich, aber für mich funktioniert die Einteilung von Rezepten nach Tageszeiten nicht. Viel zu gerne esse ich auch abends mal einen süßen Brei oder starte morgens gleich mit einer herzhaften Mahlzeit in den Tag. Daher findest du im Folgenden lediglich eine Unterteilung in süße und herzhafte Gerichte.

Hinweis: Die Mengenangaben beziehen sich auf den durchschnittlichen Hunger von einer Person. Abweichungen sind entsprechend gekennzeichnet.

Süßes und Fruchtiges

Hirsebrei mit Banane und Walnüssen

Ich liebe selbst gemachte Breie. Sie sind gesund, schnell zubereitet und sättigen lange. Bestehen sie jedoch zum Großteil aus glutenhaltigem Getreide wie Weizen, kann das angenehme Sättigungsgefühl in ein unangenehmes Völlegefühl mit Blähbauchtopping umschlagen.

Der Hirsebrei hingegen ist nicht nur leicht verdaulich, sondern liefert auch eine ordentliche Portion Eisen und Energie in Form von Kohlenhydraten. Die Banane steuert natürliche Süße, B-Vitamine und Kalium bei, und Walnüsse genauso wie Leinsamen sind als Lieferanten essenzieller Omega-3-Fettsäuren sowieso immer willkommen.

Zutaten

80 g Hirse

180 ml ungesüßter Reis- oder Mandeldrink

1 reife Banane

10 g Walnüsse

10 g geschrotete Leinsamen

1 TL Ahornsirup oder Honig

Zubereitung

1. Die Hirse mit der Pflanzenmilch in einen Topf geben und nach Packungsanweisung kochen, dann vom Herd nehmen. Die Banane schälen und mit einer Gabel zerdrücken. Die Walnüsse hacken.

2. Alle Zutaten zu der noch warmen Hirse in den Topf geben, gut vermischen und 10 Minuten mit geschlossenem Deckel ruhen lassen. Den Hirsebrei in eine Schüssel geben und lauwarm genießen.

Low-FART-Porridge

Gerade wenn es draußen kalt und dunkel ist, liebe ich ein warmes Frühstück. In dieser Version habe ich die traditionellen Haferflocken durch Quinoa ersetzt. Das Inka-Korn enthält nicht nur mehr Eiweiß als Haferflocken, sondern ist zudem glutenfrei, sehr bekömmlich und sowohl süß als auch herzhaft ein Genuss. Bei der Zubereitung bitte auf gründliches Spülen der Quinoa achten, um die Bitterstoffe loszuwerden.

Zutaten

75 g Quinoa

180 ml ungesüßter Reis- oder Mandeldrink

20 g Mandeln

1 TL gemahlene Vanille

1 TL Ceylon-Zimt

1 TL Hanfsamen

3 EL Joghurt

1 Handvoll Himbeeren

Zubereitung

1. Die Quinoa in ein Sieb geben und gründlich abspülen, dann abtropfen lassen.

2. Den Pflanzendrink in einem Topf aufkochen, die Quinoa dazugeben und bei geringer Hitze nach Packungsanweisung garen. In der Zwischenzeit die Mandeln grob hacken.
3. Den Topf vom Herd nehmen, Vanille, Zimt und Hanfsamen unterrühren und weitere 5–10 Minuten im Topf ruhen lassen.
4. Das Low-FART-Porridge in eine Schüssel geben und zusammen mit den restlichen Zutaten lauwarm servieren.

Chia-Kokos-Pudding

Fast jeder mag Pudding. Doch rührt man sich eine Fertigmischung zusammen, steckt so viel Zucker darin, dass man eine komplette Fußballmannschaft mit Kohlenhydraten versorgen könnte. Daher kommt hier die gesündere Alternative mit der Extraportion Omega-3-Fettsäuren: Bühne frei für den neuen Puddingtrend.

Zutaten
20 g Chiasamen
20 ml Kokosmilch
130 ml ungesüßter Reis- oder Mandeldrink
1 EL Kokosraspel
1 Handvoll Blaubeeren

Zubereitung
1. Alle Zutaten außer Kokosraspel und Beeren in einer kleinen Schüssel vermischen und mindestens drei Stunden im Kühlschrank quellen lassen.

2. Wenn die Chiasamen aufgequollen sind und die Flüssigkeit aufgesaugt haben, den Pudding mit Kokosraspel und Beeren garniert servieren.

Pancakes mit Papayapüree

Damit nicht gleich zum Frühstück eine zuckrige Kalorienbombe auf dem Teller landet, gibt es Pancakes in einer gesunden und blähbauchfreundlichen Variante. Zusammen mit Papaya, einer der wohl verträglichsten Früchte überhaupt, entsteht ein herrliches Frühstück, das dank der Chiasamen sogar noch was für den Omega-3-Haushalt tut.

Zutaten für etwa 15 Stück

1 TL Chiasamen
100 g Buchweizenmehl
1 TL Backpulver
1 Prise Salz
150 ml ungesüßter Reisdrink
2 TL Rapsöl
etwas Kokosöl
1 kleine reife Papaya
1 TL Ahornsirup

Zubereitung
1. Die Chiasamen und 2 TL Wasser in einer Schüssel vermischen und etwa 1 Stunde quellen lassen. Alle trockenen Zutaten in eine Schüssel geben und vermischen.

2. Nach und nach den Reisdrink und das Rapsöl zur Mehlmischung geben und mit einem Schneebesen oder Handmixer zu einem glatten, klümpchenfreien Teig verrühren.
3. Das Kokosöl in einer Pfanne erhitzen (besonders gleichmäßig lässt sich das Öl mit einem Silikonpinsel verteilen). Pro Pancake etwa 2 EL Teig in die Pfanne geben und bei mittlerer Hitze 2–3 Minuten backen, bis auf der Oberfläche kleine Bläschen entstehen. Dann die Pfannkuchen wenden und noch einmal etwa 2 Minuten anbraten. Den Vorgang wiederholen, bis der Teig aufgebraucht ist.
4. Währenddessen die Papaya schälen, entkernen und mithilfe eines Mixers pürieren.
5. Die Pancakes auf einen Teller geben und zusammen mit Papayapüree und Ahornsirup servieren.

Mandel-Zimt-Muffins

Mandeln sind nicht nur ein leckerer, sondern gleichzeitig gesunder Snack. Sie liefern eine ordentliche Portion der Vitamine B und E, enthalten Magnesium, Calcium und Zink sowie eine Fülle sekundärer Pflanzenstoffe. Nicht zuletzt deshalb sind diese Mandel-Zimt-Muffins eine tolle Alternative zu ihren überzuckerten Weißmehlverwandten.

Zutaten für 10 Stück
160 g Mandelmehl
45 g Mandelmus
100 ml ungesüßter Mandeldrink
4 EL Ahornsirup

2 EL Kokosöl
1 TL Natron
1 TL gemahlene Vanille
1 TL Ceylon-Zimt
1 Prise Salz

Zubereitung
1. Den Ofen auf 160 °C (Umluft) vorheizen. Alle Zutaten in einer Schüssel gründlich vermischen und zu einer homogenen Masse verarbeiten.
2. Den Teig auf 10 Muffinförmchen aufteilen und 25–30 Minuten auf mittlerer Schiene des Ofens backen. Dann herausnehmen und vollständig abkühlen lassen.

Würzig-süßer Kakao

Was die Azteken »Xocolatl« nannten, hat nichts mit der heißen Schokolade mit Sahnehäubchen zu tun, die wir aus dem italienischen Straßencafé kennen. Bei der Urmutter der modernen Kalorienbombe handelt es sich um ein scharfes, deutlich weniger süßes Heißgetränk, das lange Zeit den Königen und Wohlhabenden vorbehalten war. Dieses Rezept ist eine Abwandlung, die sich als Brücke zwischen Ursprung und Sahnehäubchen versteht. Gewürze wie Vanille, Meersalz, Zimt und Cayennepfeffer verleihen dem Kakao neue Geschmacksakzente und beleben – perfekt für einen guten Start in den Tag.

Zutaten

300 ml ungesüßte Mandelmilch

30 g ungesüßtes Kakaopulver

1 TL Melasse oder Ahornsirup

1 TL Ceylon-Zimt

¼ TL Vanilleextrakt

· *1 Prise Meersalz*

1 Prise Cayennepfeffer (optional)

Zubereitung

1. Alle Zutaten in einen kleinen Topf geben und leicht erhitzen. Unter ständigem Rühren kurz aufkochen und dabei aufpassen, dass die Milch nicht anbrennt.
2. Den erhitzten Kakao etwas abkühlen lassen und warm genießen.

Herzhaftes und Eingelegtes

Avocado-Reiswaffeln

Jeder liebt Avocado. Zumindest entsteht dieser Eindruck, wenn man sich die unzähligen Instagram-Accounts, Shirt-Kollektionen und Foodblogger anschaut, die der Frucht huldigen. Da ich selbst #*Avocadolover* bin und die Frucht so wunderbar vielseitig, lecker und gesund ist, darf ein Avocadorezept hier keinesfalls fehlen. Die Avocado-Reiswaffeln sind ein fix zubereiteter Snack für zwischendurch, der gesunde Fette und schnelle Energie vereint.

Zutaten

½ Avocado
1 TL Zitronensaft
1 Tomate
Salz, Pfeffer
1 EL gehackter Schnittlauch
2 Reiswaffeln

Zubereitung

1. Die Avocadohälfte schälen, mit dem Zitronensaft beträufeln und auf einem tiefen Teller mit einer Gabel zerdrücken, bis eine cremige Masse entsteht. Die Tomate waschen und in Scheiben schneiden.
2. Die Avocadocreme mit Salz und Pfeffer würzen, den Schnittlauch hinzufügen und alles gut verrühren.
3. Den Avocadoaufstrich auf den Reiswaffeln verteilen, mit den Tomatenscheiben belegen und genießen.

Grüner Hirsesalat

Durch meine Blutarmut (die ich inzwischen überwunden habe) entdeckte ich Hirse als idealen Eisenlieferanten. Das glutenfreie Getreide steht auf dem Speiseplan vieler Kulturen, und auch für Bierliebhaber, die auf Gluten verzichten müssen, ist es interessant: Hirsebier wie das afrikanische Merisa kommt ganz ohne Klebereiweiß aus.

Bei diesem Rezept wird Hirse mit frischem Gemüse und feinen Kräutern zu einem Salat kombiniert, der sowohl lauwarm als auch kalt hervorragend schmeckt und als Büro- und

Univerpflegung meine Laune schon so manches Mal gerettet hat.

Zutaten

100 g Hirse

1 Handvoll frischer Blattspinat

1 Tomate

½ Avocado

etwas Petersilie, Basilikum und/oder Koriander

2 EL grüne Erbsen, gekocht

5 grüne Oliven

Für das Dressing

Saft von ½ Zitrone

1 TL Ahornsirup

1 EL Leinöl

½ TL Kurkuma

Salz, Pfeffer

Zubereitung

1. Die Hirse in einen Topf geben und mit entsprechender Wassermenge nach Packungsanweisung kochen, dann abkühlen lassen.
2. Den Spinat waschen, trocken schleudern und in mundgerechte Stücke schneiden. Die Tomate ebenfalls waschen und klein schneiden. Die Avocadohälfte schälen und würfeln. Die Kräuter waschen und grob hacken.
3. Für das Dressing alle Zutaten in einer Schüssel verrühren.

4. Die Hirse zusammen mit den restlichen Zutaten und dem Dressing in einer Schüssel vermengen und ggf. nochmals mit Salz und Pfeffer abschmecken.

Fenchel-Orangen-Salat

Dieser einfache Salat schmeckt dir ganz sicher auch, wenn du eigentlich kein großer Fenchelfan bist. Die beruhigende Wirkung auf deine Verdauung dürfte neben dem fruchtigen Geschmack wohl Grund genug sein, den Salat zu probieren.

Zutaten
- *1 Orange*
- *1 Fenchelknolle*

Für das Dressing
- *1 Orange*
- *1 TL Ahornsirup*
- *1 TL Senf*
- *Salz, Pfeffer*

Zubereitung
1. Die Orange so mit einem Messer schälen, dass die weiße Haut mit entfernt wird, dann filetieren und dabei den Saft auffangen. Den Fenchel putzen, halbieren und den Strunk entfernen. Dann in feine Scheiben schneiden oder hobeln.
2. Für das Dressing die zweite Orange schälen und in kleine Stücke schneiden. Zusammen mit den restlichen Zutaten

und dem aufgefangenen Orangensaft in einen Mixer geben und zu einer cremigen Konsistenz pürieren.
3. Fenchel- und Orangenscheiben auf einem Teller anrichten und mit dem Dressing beträufeln.

Mediterraner Kichererbsensalat

Hier haben wir es zwar mit einer ordentlichen Portion Kichererbsen zu tun, aber keine Panik: Die Tipps für die Zubereitung von Hülsenfrüchten, die du auf den vergangenen Seiten gelesen hast, leisten im Zusammenspiel mit Cumin ganze Arbeit.

Zutaten
250 g gekochte Kichererbsen
100 g Cherrytomaten
½ Salatgurke
1 Handvoll Babyspinat
1 kleine Handvoll frische Petersilie
20 g kernlose Kalamata-Oliven

Für das Dressing
Saft von 1 Zitrone
1 EL Leinöl
¼ TL Cumin
Salz, Pfeffer

Zubereitung
1. Die Kichererbsen abbrausen und abtropfen lassen. Tomaten, Gurke, Spinat und Petersilie waschen und Letzt-

genannte trocken schütteln. Die Tomate halbieren, die Gurke in Scheiben schneiden. Spinat und Petersilie grob hacken und Oliven vierteln. Kichererbsen, Gemüse, Kräuter und Oliven in eine große Schüssel geben.

2. Für das Dressing alle Zutaten in einer kleinen Schüssel verrühren, über den Salat geben und alles gut vermischen.

Buchweizen-Blutorangen-Salat à la Lena Pfetzer

Buchweizen ist wie Quinoa und Amarant ein Pseudogetreide und enthält kein Gluten. Es lässt sich gleichermaßen gut süß und herzhaft verwenden und eignet sich hervorragend für Salate – wie in diesem Rezept auch gerne mit einer fruchtigen Note. Lena, die dieses Rezept kreiert hat, verzaubert ihre Instagram-Follower (@lenaliciously) mit wundervollen Food-Kreationen.

Zutaten für 2 Personen

2–3 mittelgroße Karotten
1 TL Kokosöl
150 g Buchweizen
2 Blutorangen
1 Bund frische Petersilie
20 g Haselnüsse
Saft von ½ Zitrone
Salz, Pfeffer

Zubereitung

1. Die Karotten schälen und in mundgerechte Stücke schneiden. Das Kokosöl in einer Pfanne erhitzen und die Karotten darin einige Minuten anbraten. Parallel den Buchweizen mit der entsprechenden Wassermenge in einen Topf geben und nach Packungsanweisung kochen.
2. Die Blutorangen so mit dem Messer schälen, dass die weiße Haut mit entfernt wird, dann dünne Filets herausschneiden. Die Petersilie waschen, trocken schütteln und grob hacken. Die Haselnüsse ebenfalls grob hacken.
3. Buchweizen, Karotten, Blutorangenfilets, Haselnüsse und Petersilie in einer Schüssel miteinander vermischen. Mit Zitronensaft, Salz und Pfeffer abschmecken und servieren.

Sommerlicher Buchweizensalat à la Sofia Konstantinidou

Weil Buchweizen so vielseitig verwendbar ist, folgt hier gleich eine weitere Salatvariation – diesmal mit einer geballten Ladung an frischen Kräutern. Sofia ist Bloggerin auf www.isshappy.de und bereist zusammen mit ihrem Freund Jose die Welt.

Zutaten

80 g Buchweizen

3 Cherrytomaten

⅓ Salatgurke

1 kleine Handvoll frische Petersilie

4 Minzblätter

Saft von ½ Zitrone
Salz, Pfeffer
½ TL Cumin

Zubereitung

1. Den Buchweizen mit der entsprechenden Wassermenge in einen Topf geben und nach Packungsanweisung kochen, anschließend abkühlen lassen.
2. In der Zwischenzeit die Tomaten und die Gurke waschen und in kleine Stücke schneiden. Die Kräuter ebenfalls waschen, trocken schütteln und grob hacken.
3. Den abgekühlten Buchweizen zusammen mit dem Gemüse und den Kräutern in eine Schüssel geben und vermischen. Den Salat mit Zitronensaft, Salz, Pfeffer und Cumin abschmecken und servieren.

Soba-Nudelsalat mit Mandel-Miso-Soße

Soba-Nudeln sind glutenfreie Pasta aus Buchweizen, die zunehmend den Sprung aus der japanischen Küche zu uns schaffen. Im Zusammenspiel mit der ebenfalls traditionell japanischen Miso-Paste ist dieses Gericht eine verdauungsfreundliche Alternative zu herkömmlicher Pasta. Beim Kauf von Miso solltest du darauf achten, zu einer unpasteurisierten und glutenfreien Paste zu greifen (zum Beispiel »Onozaki Reismiso« von Arche Naturküche). Häufig wird bei solchen Pasten nämlich auf Masse statt Klasse gesetzt und im Schnellverfahren produziert, anstatt die traditionelle, monatelange Reifung in Kauf zu nehmen.

Zutaten für 2 Personen

250 g Soba-Nudeln

Salz

2 Karotten

das Grün 1 Lauchzwiebel

5 Radieschen

20 g geröstete Sesamsamen

Für die Mandel-Miso-Soße

2 EL Sesamöl

2 EL Tamari-Sojasoße*

2 EL Mandelmus

1 EL unpasteurisierte Miso-Paste

1 EL frisch geriebener Ingwer

1 EL Reissirup

Saft von ½ Limette

1 Prise Cumin

Zubereitung

1. Alle Zutaten für die Soße zusammen mit 2 EL Wasser mithilfe eines Mixers oder Pürierstabs zu einer cremigen Masse pürieren.
2. Für den Salat die Soba-Nudeln in einem Topf Salzwasser in etwa 4 Minuten al dente kochen. Die Nudeln durch ein Sieb abgießen und mit kaltem Wasser abschrecken.

---

* Tamari ist glutenfreie Sojasoße, die es im Asia- und Bio-Markt und zunehmend auch in Supermärkten gibt.

3. Die Karotten schälen und in kleine Stücke schneiden. Das Grün der Lauchzwiebel und die Radieschen waschen und deren Blattansatz entfernen. Die Lauchzwiebel in feine Ringe, die Radieschen in kleine Stücke schneiden. Zusammen mit den Nudeln in eine große Schüssel geben. Die Mandel-Miso-Soße darübergeben und gründlich vermengen. Mit Sesamsamen bestreut entweder lauwarm oder kalt servieren.

Tomaten-Zucchini-Suppe

Wenn mich der Hunger mal wieder überfällt, bin ich froh, wenn ich im Kühlschrank etwas finde, das ich nur noch aufwärmen muss. Da Fertigpizza bei Verdauungsproblemen keine gute Idee ist, gibt es hier die deutlich gesündere Alternative. Diese Tomaten-Zucchini-Suppe mit Fenchel und Karotten liefert alles, was das Suppenherz begehrt, und ist die perfekte Waffe im Kampf gegen unverhoffte Hungerattacken, da sie sich prima im Kühlschrank ein paar Tage hält.

Zutaten für 2 Personen

2 Zucchini
1 Fenchelknolle
4 Karotten
2 EL Olivenöl
1,5 l Gemüsebrühe
500 g gestückelte Tomaten
1 Lorbeerblatt
Salz, Pfeffer

Zubereitung

1. Die Zucchini waschen und in kleine Würfel schneiden. Den Fenchel putzen, halbieren und den Strunk entfernen. Dann in Scheiben schneiden oder hobeln. Die Karotten schälen und in kleine Stücke schneiden.
2. Das Olivenöl in einem großen Suppentopf erhitzen. Fenchel, Karotten und Zucchini hinzufügen und etwa 5 Minuten bei mittlerer Hitze anbraten.
3. Mit Gemüsebrühe ablöschen, dann die gestückelten Tomaten unterrühren und das Lorbeerblatt hinzufügen. Alles etwa 15 Minuten bei mittlerer Hitze mit geschlossenem Deckel köcheln lassen.
4. Das Lorbeerblatt entfernen, die Suppe mit einem Pürierstab grob pürieren und mit Salz und Pfeffer abschmecken.

Süßkartoffelscheiben in Tomaten-Kichererbsen-Soße

Der Mix aus Süßkartoffeln, Mandeln und Kichererbsen sättigt wunderbar und liefert viele wertvolle Vitamine und Mineralstoffe: Beta-Carotin und Kalium aus der Süßkartoffel, Vitamin E aus Mandeln und Süßkartoffel sowie Eiweiß und Calcium aus Kichererbsen. Nicht zuletzt wegen dieser Nährstoffkombination solltest du das Gericht auf jeden Fall probieren.

Zutaten

1 Süßkartoffel
1 Stück Bio-Ingwer (1 cm)
etwas Kokosöl

20 g Mandeln
50 g gekochte Kichererbsen
200 ml passierte Tomaten
½ TL Cumin
getrocknete italienische Kräuter
Salz, Pfeffer

Zubereitung

1. Die Süßkartoffel schälen und in etwa 1 cm dicke Scheiben schneiden. Den Ingwer schälen und fein schneiden. Beides zusammen mit etwas Wasser in einen Topf geben und bei mittlerer Hitze bissfest garen. Dann abgießen und etwas abkühlen lassen.
2. In der Zwischenzeit etwas Kokosöl in einer Pfanne erhitzen, die Mandeln grob hacken und kurz darin anrösten.
3. Falls du Kichererbsen aus der Dose oder dem Glas verwendest, brause sie unter fließendem Wasser gründlich ab, bis das Wasser klar wird. Die Kichererbsen mit den passierten Tomaten, Kräutern und Gewürzen in einen Topf geben und auf niedriger Stufe erwärmen.
4. Die Süßkartoffelscheiben und die Ingwerstückchen auf einen Teller geben und mit der Tomaten-Kichererbsen-Soße sowie den gerösteten Mandeln servieren.

Gefüllter Kürbis

Wer kennt sie nicht, die utopisch schönen Fotos gefüllter Kürbisse in Kochbüchern und Zeitschriften. Ganz so schön hat es bei mir ehrlich gesagt noch nie ausgesehen, aber ich liebe das Gericht trotzdem – vor allem, weil es so schön unkompliziert serviert wird. Gegessen wird hier nämlich direkt aus dem Kürbis.

Zutaten
- *50 g Quinoa*
- *½ Hokkaidokürbis*
- *1 Tomate*
- *½ Zucchini*
- *1 EL Tomatenmark*
- *½ TL Kurkuma*
- *Salz, Pfeffer*
- *1 kleine Handvoll frischer Koriander (optional)*

Zubereitung
1. Die Quinoa in ein Sieb geben und gründlich abspülen, dann abtropfen lassen. In entsprechender Wassermenge in einem Topf nach Packungsanweisung kochen.
2. Den Ofen auf 160 °C (Umluft) vorheizen. Die Kürbishälfte entkernen. Die Tomate und die Zucchini waschen, klein schneiden und zusammen mit dem Tomatenmark und der gekochten Quinoa in einer Schüssel vermischen. Mit Kurkuma, Salz und Pfeffer würzen.
3. Die Füllung in den Hokkaidokürbis geben und auf mittlerer Schiene des Ofens etwa 30 Minuten backen.
4. In der Zwischenzeit den Koriander waschen, trocken schütteln und grob hacken. Den gefüllten Kürbis aus dem Ofen holen und mit Koriander bestreut servieren.

Kartoffel-Linsen-Stampf mit Gemüse

Ich liebe Matschepampe. Vor allem, wenn sie gesund ist und mich an meine Kindheit erinnert. Angelehnt an ein Rezept meiner Mutti, kombiniere ich in meinem Stampf Kartoffeln, Linsen und Gemüse. Fertig ist ein bekömmlicher Kartoffelstampf, der sich wunderbar als Beilage macht und durch die Extra-Proteineinlage angenehm sättigt.

Zutaten
2 Kartoffeln
1 Karotte
30 g rote Linsen
½ Zucchini
½ Aubergine
50 ml ungesüßter Mandeldrink
½ TL Cumin
Salz, Pfeffer

Zubereitung
1. Die Kartoffeln und die Karotte schälen und in grobe Stücke schneiden. Zusammen in einen Topf geben und so viel Wasser hinzufügen, dass die Kartoffeln und Karotten gerade so bedeckt sind. Bei mittlerer Hitze gar kochen, dann abgießen und etwas abkühlen lassen.
2. In der Zwischenzeit die roten Linsen in ein Sieb geben und gründlich abspülen. Dann mit der entsprechenden Menge Wasser in einem Topf nach Packungsanweisung weich kochen.

3. Die Zucchini und die Aubergine waschen und in kleine Stücke schneiden. Zusammen in einem kleinen Topf mit etwas Salzwasser bei mittlerer Hitze garen, dann abgießen.
4. Die fertig gegarten Kartoffeln, Karotten und Linsen zusammen mit dem Mandeldrink in einen großen Topf geben und mit einem Kartoffelstampfer gut zerdrücken (du kannst die Zutaten auch pürieren, aber ich mag es, wenn beim Stampfen noch ein paar kleine Stücke übrig bleiben).
5. Zum Schluss alles mit Cumin, Salz und Pfeffer würzen und zusammen mit dem Gemüse servieren.

Injera

Bei meinem ersten Besuch in einem eritreisch-äthiopischen Restaurant fand ich eine Karte voller Injera vor. Ich bekam eine freundliche Nachhilfestunde in Sachen afrikanischer Esskultur und wurde unterrichtet, dass es sich bei Injera um ein spezielles Fladenbrot handelt. Obwohl es der orientalischen Variante ähnelt, unterscheidet es sich doch in Geschmack und Konsistenz. Es ist fluffig-weich, schmeckt leicht nussig, ist zudem glutenfrei und wird bei der Herstellung fermentiert (durch das Erhitzen beim Backen enthält es jedoch keine lebenden Bakterienkulturen mehr). Traditionell wird Injera mit Teffmehl (auch Zwerghirse genannt) zubereitet, doch die Realität ist eine andere: Häufig wird zu billigerem Weizenmehl gegriffen und nur noch ein kleiner Anteil Teff verarbeitet.

Injera wird für gewöhnlich als »Teller- und Besteckersatz« verwendet, wobei Speisen auf dem gesäuerten Fladenbrot angerichtet und dann mit den Händen gegessen werden.

Zutaten für etwa 8 Fladen

250 g Teffmehl
½ TL Salz
½ Hefewürfel (21 g)

Zubereitung

1. Teffmehl und Salz mit 500–600 ml lauwarmem Wasser in eine große Schüssel geben. Die Hefe darüber zerbröseln und alles zu einem dickflüssigen Teig verarbeiten. Den Teig abgedeckt mindestens 2–3 Stunden an einem warmen Ort gehen lassen.
2. Eine beschichtete Pfanne stark erhitzen, je Fladen eine Schöpfkelle des Teigs vorsichtig in die Pfanne gießen, sodass der Pfannenboden komplett bedeckt ist. Dabei sollte ein dünner Teigfladen entstehen.
3. Den Fladen bei mittlerer Hitze abgedeckt 2–4 Minuten backen, bis er sich vom Pfannenrand löst. Mit dem restlichen Teig ebenso verfahren und die Pfanne zwischendurch mit einem Tuch auswischen.

Tipp: Injera passt gut zu deftigen Eintöpfen und wird im Herkunftsland des Teff-Fladenbrots zu fast allen Speisen gereicht.

Sauerkraut

Zu diesem fermentierten Klassiker, der den Deutschen während des Zweiten Weltkriegs den Kosenamen »Krauts« eingebracht hat, brauche ich wohl nicht mehr zu sagen als: selbst zubereiten, nicht erhitzen und täglich eine Gabel der Vitamin- und Mineralstoffbombe essen!

Zutaten für etwa 1,5 l
500 g Weißkohl
10 g Salz
1 TL Kümmel
1 TL Dillspitzen (optional)

Zubereitung
1. Mehrere Gläser und Deckel mit heißem Wasser gründlich abkochen oder für 10 Minuten bei knapp 100 °C in den Ofen stellen.
2. Den Weißkohl fein hobeln oder in Streifen schneiden, in eine große Schüssel geben und mit dem Salz vermischen. Dabei gut mit den Händen verkneten, bis Lake austritt. Danach Kümmel und Dill dazugeben und vermengen. Das Sauerkraut dicht in die Gläser füllen und vollständig mit Lake bedecken. Den Deckel locker verschließen.
3. Die Gläser in eine Kunststoffschüssel stellen, da bei der Gärung Lake entweichen kann und die Schüssel sie auffängt. Die Gläser am besten zunächst in der Küche bei Zimmertemperatur (19–22 °C) 3 bis 6 Tage stehen lassen,

bis sich erste Bläschen bilden. Anschließend an einem kühlen Ort wie dem Keller aufbewahren. Nach ein paar Tagen kann etwas Schaum auf der Lake entstehen – das ist ganz normal. Diesen einfach abschöpfen, aber nicht die Lake wegschütten!
4. Nach 3 bis 4 Wochen ist der Gärungsprozess abgeschlossen, und das Sauerkraut steht zum Verzehr bereit.

Kimchi

Kimchi ist das koreanische Pendant zu unserem Sauerkraut und sorgt mit einer angenehmen Schärfe für asiatische Geschmacksakzente. Wie beim Sauerkraut diente die Gärung des Kohls in erster Linie der längeren Haltbarkeit. Doch auch im Kühlschrankzeitalter profitieren wir von Milchsäuregärung, denn die dabei entstehenden Nebenprodukte sind gut für unsere Verdauung. Damit das so bleibt, bitte auch das Kimchi nicht unnötig erhitzen.

Zutaten für etwa 1,5 l

350 g Chinakohl

4 EL Salz

2 Karotten

1 Stück Ingwer (etwa 2,5 cm)

4 Knoblauchzehen

½ EL Zucker

½ TL Gochugaru (koreanisches Chilipulver)

Zubereitung
1. Mehrere Gläser und Deckel mit heißem Wasser gründlich abkochen oder für 10 Minuten bei knapp 100 °C in den Ofen stellen.
2. Den Chinakohl am Strunk kreuzweise einschneiden, auseinanderbrechen und in 2–3 cm lange Streifen schneiden. Zusammen mit dem Salz in eine Schüssel geben und den Kohl komplett mit Wasser bedecken. Mit einem Teller beschweren und 2–4 Stunden einweichen. Danach das Wasser abschütten, den Kohl gut abspülen, ausdrücken und abtropfen lassen.
3. In der Zwischenzeit Karotten, Ingwer und Knoblauch schälen. Die Karotten in feine Streifen schneiden, den Ingwer reiben und den Knoblauch fein hacken.
4. Alle restlichen Zutaten zusammen mit dem abgetropften Kohl in eine große Schüssel geben. Unbedingt Handschuhe anziehen (diese sind sehr wichtig, da sonst die Hände durch das Chilipulver brennen) und mit den Händen 5–6 Minuten verkneten, bis genügend Lake entstanden ist.
5. Das Kimchi fest in die Gläser drücken und mit der Lake komplett bedecken.
6. Die Gläser locker zuschrauben und in eine Kunststoffschüssel stellen, da bei der Gärung Lake entweichen kann. Die Gläser zunächst 3–5 Tage bei Zimmertemperatur (19–22 °C) lagern. Danach probieren, ob das Kimchi bereits sauer genug ist. Falls ja, wandert es fest verschraubt für etwa 5 weitere Tage in den Kühlschrank. Falls nicht, noch ein paar Tage länger bei Zimmertemperatur fermentieren lassen und anschließend kühlen. Im Kühl-

schrank wird die Fermentation gestoppt, und das Kimchi kann nach ein paar Tagen gegessen werden.

Ingwerwasser

Gerade in meinen kaffeefreien Phasen trinke ich morgens gerne warmes Ingwerwasser. Ingwer und Minze wirken positiv auf unsere Verdauung, und die leichte Schärfe haucht müden Knochen trotz Kaffeeabstinenz Leben ein.

Zutaten für 1 l
ein Stück Bio-Ingwer (2 cm)
Saft von ½ Zitrone
ein paar frische Minzblätter

Zubereitung
1. Den Ingwer in dünne Scheiben schneiden (falls kein Bio-Ingwer verwendet wird, zunächst die Schale entfernen). 1 l Wasser aufkochen.
2. Den Zitronensaft in eine große Karaffe füllen. Die Minzblätter waschen und mit den Handflächen etwas andrücken, damit sich das Aroma besser entfaltet. Zusammen mit den Ingwerscheiben in die Karaffe geben.
3. Das gekochte Wasser einfüllen und mindestens 10 Minuten ziehen lassen. Je länger der Ingwer zieht, desto stärker wird das Aroma.

Tipp: Ingwerwasser kannst du sowohl warm als auch kalt trinken.

ZU GUTER LETZT

Fart proudly

Der Vorhang ist gelüftet. Du weißt jetzt mehr über mich als so mancher guter Freund. In den gemeinsam verbrachten Stunden haben wir uns angeschaut, warum Tabus unser Miteinander bestimmen, welche langen Wege ein Törtchen zurücklegen muss, bis es verdaut ist, wo Pupse entstehen und warum wir unseren Hinterausgang überhaupt zum Lüften nutzen. Wir haben uns durch Studien gelesen, Erfahrungen ausgetauscht und vielleicht das ein oder andere Aha-Erlebnis gehabt. Und vor allem haben wir erkannt: Hinter einem Pups steckt mehr, als wir zunächst ahnen. Mit der *Low FART Diet* kennst du nun ein probates Mittel gegen unsere modernen All-you-can-fart-Buffets und weißt, welche Baustellen du in deinem Leben angehen musst, um deinen Verdauungsbeschwerden endgültig den Laufpass zu geben. Denn schließlich ist es nicht allein die Ernährung, die Einfluss auf unsere Verdauung hat.

Um auf meine Frage aus der Einleitung zurückzukommen: Muss wirklich so viel Wind (in meinem Fall ein ganzes Buch) um etwas so Alltägliches gemacht werden? Egal wie unangenehm es uns sein mag, Blähungen sind ein Teil unseres Lebens – vom ersten bis zum letzten Atemzug. Und weil ich am eigenen Leib erleben musste, wie etwas Tabuisiertes, eigentlich Banales, einen so tief greifenden Einfluss auf das Leben haben kann, bin ich der Meinung: Ja, so viel Wind ist nötig! Ich hoffe, dass ich auf den vergangenen Seiten vermitteln konnte, dass Blähungen mehr als nur »ein bisschen Luft im Bauch« sind. Für Betroffene ist es wichtig zu wissen, dass sie nicht alleine mit ihrem Problem dastehen.

Es ist an der Zeit, in ein stressärmeres, gesünderes und fröhlicheres Leben zu starten. Ganz ohne die ständige Angst vor dem nächsten Furz. Das Pups-Tabu ist Geschichte, und du wirst es ganz sicher schaffen, ohne erröteten Kopf und pubertäre Albernheit über das zu sprechen, was dich quält. Wenn dich dein Blähbauch weiterhin belastet, tu etwas dagegen und hab keine Angst davor, dich jemandem anzuvertrauen. Wir alle furzen. Und wer sich zu fein dafür ist, diese Realität zu akzeptieren, dem steckt ohnehin etwas quer. Wir müssen anfangen, gelassener zu sein, unseren Körper zu akzeptieren und ihm mit dem Entdeckergeist unserer Kindheit zu begegnen. Natürlich alles mit dem nötigen Respekt – voreinander und vor sozialen Konventionen –, denn niemand will im Lärm ständiger Furztrompeten leben. Um es mit den Worten Benjamin Franklins zu sagen: »Fart proudly!« Furze mit Stolz ... und Rücksicht!

Häufig gestellte Fragen

In persönlichen Gesprächen, während und nach Vorträgen sowie per Mail berichten mir Menschen von ihren Blähbeschwerden. Es rührt mich, wenn sie über ihren Schatten springen, das Pups-Tabu brechen und mir teilweise ellenlange Mails schreiben, um meinen Rat zu hören. Dabei habe ich in den vergangen zwei Jahren einen Katalog mit den am häufigsten gestellten Fragen zusammengestellt, die ich an dieser Stelle beantworten möchte. Solltest auch du mir eine Frage stellen wollen, die hier nicht beantwortet wird, schreibe mir gerne über das Kontaktformular auf meiner Website www.janrein.de oder direkt an hallo@jan-rein.de.

Das Produkt XY verspricht sofortige Linderung von Blähungen. Kann ich damit nicht einfach ohne Low FART Diet und Ernährungstagebuch die Beschwerden loswerden?
Wenn du auf der Suche nach Abkürzungen bist, ist dieses Buch nichts für dich. Mir geht es um eine langfristige und effektive Verdauungsoptimierung. Solche Abkürzungen – egal, ob eine Crash-Diät, die nur 800 kcal pro Tag zulässt, oder die Aussicht auf einen Tagesumsatz von 1537 € durch zwielichtige Internetgeschäfte – sind in der Regel nur auf schnelle Erfolge aus. Doof nur, dass diese »Erfolge« meist genauso schnell wieder flöten gehen, wie sie gekommen sind. Wenn du deine Verdauung nachhaltig optimieren willst, musst du das Ruder selbst in die Hand nehmen und ein paar Wochen und vielleicht sogar Monate in deine

Darmgesundheit investieren. Aber ich verspreche dir: Es lohnt sich!

Bevor ich Probiotika einsetze, will ich meinen Stuhl untersuchen lassen. Aber ich schäme mich, zu einem Arzt zu gehen. Was soll ich tun?
Super, dass du nicht irgendein Präparat kaufen willst, sondern eines, das genau zu dir und deinen Bedürfnissen passt. Über das Internet kannst du dir auf Seiten wie www.verisana.de oder www.medivere.de einen Stuhltest nach Hause bestellen und deine Probe in unauffälliger Verpackung zurück zum Labor schicken. Daraufhin bekommst du eine Auswertung, die jedoch für die meisten Menschen schwer zu analysieren ist. Deshalb ist es sinnvoll, wenn du mit deinem Ergebnis zu einem fachkundigen Mediziner oder Heilpraktiker gehst, der mit dir die weiteren Schritte bespricht und ein passendes Präparat für dich findet.

Ich muss zweimal täglich mein großes Geschäft erledigen. Ist das noch normal?
Ja. Vorausgesetzt dein Stuhl ist nicht dünnflüssig oder anderweitig verändert, besteht kein Grund zur Sorge. Sei froh und klopf dir auf die Schulter, denn ein durch Verstopfungen aufgeblähter Bauch ist so ziemlich das Unangenehmste, was es gibt. Eine regelmäßige Darmentleerung ist wünschenswert und kein Grund zur Panik. Außerdem hängt die Häufigkeit von verschiedenen Faktoren ab: Ballaststoffgehalt der Lebensmittel, Portionsgrößen, Aktivitätslevel, Flüssigkeitszufuhr und vielleicht sogar das Geschlecht. Die

EPIC-Oxford-Studie untersuchte hierzu über 20.000 Frauen und Männer und kam zu dem Ergebnis, dass Frauen im Schnitt seltener ein großes Geschäft erledigen als Männer. Über 40 Prozent der Teilnehmer hatten sieben Mal pro Woche Stuhlgang, bei Vegetariern und besonders Veganern war die Häufigkeit signifikant erhöht.[84] Also: Keine Panik und einfach über das Gefühl der Leichtigkeit freuen, solange keine Auffälligkeiten hinzukommen.

Ich lese überall von Einläufen als Balsam für die Verdauung. Nachdem ich dein Kapitel dazu gelesen habe, bin ich verwirrt. Helfen sie nun doch nicht?
Um die Frage zu beantworten, möchte ich ein wenig ausholen: Die Geschichte von Einläufen reicht bis zu den alten Ägyptern und Babyloniern zurück. Doch auch heute erfreuen sich Darmeinläufe großer Beliebtheit. Auch ich habe meine Erfahrungen mit Einläufen gemacht und darüber in mehreren Videos auf meinem YouTube-Kanal »Laura und Jan« berichtet. Das beliebteste Video hat zum jetzigen Zeitpunkt (Stand: Juli 2017) über 185.000 Aufrufe und wird sehr kontrovers diskutiert. Darmspülungen sind in der alternativen Medizin fast schon ein Must-do, doch ich rate in den allermeisten Fällen davon ab. Während einer Fastenkur oder unter Aufsicht einer fachkundigen Person mag das Ganze ja noch seine Berechtigung haben. Doch sich in der Hoffnung auf Linderung von Verdauungsproblemen – insbesondere Blähungen – Flüssigkeiten in den Darm zu spülen ist aus physiologischer Sicht wenig sinnvoll. Mir und vielen anderen Menschen, mit denen ich im Rahmen der

Recherche zu diesem Buch gesprochen habe, haben Einläufe nichts oder fast nichts gebracht. Wenn du es unbedingt ausprobieren willst, beachte die Hinweise auf Seite 241f. Du solltest aufpassen, dass du nicht in einen »Nach dem Einlauf kann ich wieder reinhauen«-Teufelskreis gerätst. In diesen Fällen werden Einläufe oft als Heil bringender Reset für den Darm verstanden, um sich nach einer Phase der Eskapaden »reinzuwaschen« und wenige Wochen später wieder alle guten Vorsätze über Bord zu werfen.

Brauche ich Nahrungsergänzungsmittel, um keinen Mangel zu erleiden, wenn ich mich nach der Low FART Diet ernähre?
Kurze Antwort: nein. Liegt nicht schon ein Defizit typischer Mangelnährstoffe wie Vitamin B12, Vitamin D oder Jod vor, brauchst du dir darüber keine Gedanken zu machen. Es sollte immer das Ziel sein, den Nährstoffbedarf über Lebensmittel zu decken, und auch die *Low FART Diet* führt bei abwechslungsreicher Umsetzung nicht zu Mängeln. Bei der Zusammenstellung der Lebensmittelliste habe ich penibel darauf geachtet, dass du mit allen Nährstoffen versorgt wirst, die du brauchst. Doch unter Umständen ist es trotzdem sinnvoll, auf hochwertige Nahrungsergänzungsmittel zurückzugreifen. Wenn du dich beispielsweise vegan ernährst, solltest du Vitamin B12 ergänzen. Lebst du in Mitteleuropa, ist die Wahrscheinlichkeit recht hoch, dass du im Winter einen Vitamin-D-Mangel bekommst. In diesem Zusammenhang berichtete mir meine Hausärztin verblüfft, dass ich ihr einziger Patient gewesen sei, der im Winter 2015/16 keinen Vitamin-D-

Mangel aufwies. Ich bin kein Superheld, sondern ergänze zwischen Oktober und April Vitamin D, um die fehlende Synthese aus Sonnenstrahlen zu ersetzen. Wie du siehst, hat all das nichts mit der *Low FART Diet*, sondern mit der eigenen Lebensweise zu tun. Im Zweifel empfehle ich, eine umfassende Blutuntersuchung zu veranlassen, bevor auf gut Glück Präparate ergänzt werden.

Willst du mit diesem Buch deine Leser zum Veganismus bekehren?
Da ich Veganismus nicht als Religion verstehe, gibt es da nichts zu bekehren. Ich habe mir vor Jahren auf die Fahne geschrieben, dass ich nicht zur dogmatischen Veganmiliz gehören will, weil mich faschistoide Strukturen schon immer gestört haben. Und nein, nicht jeder Veganer ist ein Omnivorenhasser – genauso wenig wie jeder Allesesser ein empathieloser Idiot ist. Mein Ziel ist es, dich bei deiner Verdauungsoptimierung zu unterstützen, und nicht, dich von meiner Weltanschauung zu überzeugen. Trotzdem findest du in Kapitel sechs nur vegane/vegetarische Rezepte. Das liegt zum einen daran, dass die vegane Ernährung eben sehr blähfreundlich sein kann, und zum anderen, dass ich dir nur Gerichte empfehlen möchte, die mich selbst überzeugt und mir auf meinem Weg geholfen haben. Grundsätzlich begrüße ich natürlich jeden Menschen, der auf vermeidbares Tierleid verzichtet. Wenn du mehr über Veganismus ohne dogmatischen Beigeschmack erfahren willst, schau gerne mal auf meinem Food-Blog www.semperveganis.de vorbei.

Was ist rückblickend betrachtet der wichtigste Tipp, der dir auf deinem Weg zur optimalen Verdauung geholfen hat?
Ganz klar: das Ernährungstagebuch. Erst als ich schwarz auf weiß sah, was für mich funktionierte, und aufhörte, zwischen verschiedenen Strategien hin- und herzuwechseln, ging es steil bergauf. Daraufhin konnte ich den Ernährungsfahrplan entwickeln, den du in diesem Buch als *Low FART Diet* kennengelernt hast. Meinen Weg von etwa 80 Fürzen pro Tag zum heutigen Pupslevel, das ich kaum noch wahrnehme, habe ich maßgeblich den Aufzeichnungen im Ernährungstagebuch zu verdanken.

Ist es dir nicht peinlich, über deine Blähungen zu sprechen?
Nein, schon längst nicht mehr. Jeder pupst, und viele Menschen haben Probleme mit der Verdauung. Nachdem ich meine Blähbeschwerden in den Griff bekommen hatte, stand für mich fest, dass ich anderen Menschen helfen will. Stellt man sein Ego hintenan und fokussiert sich auf etwas Größeres – in diesem Fall einen Leitfaden für eine pupsbeschwerdefreie Verdauung zu erstellen –, wird die Frage überflüssig.

Empfehlungen

Verdauung, Tabus und Blähungen sind deine neuen Lieblingsthemen? Du möchtest dich noch etwas intensiver mit der Thematik befassen oder dir einfach ein Schmunzeln ins Gesicht zaubern lassen? Dann habe ich für dich ein paar Literatur- und Videotipps. Aktuelle Empfehlungen findest du außerdem auf meiner Website www.janrein.de – ich freue mich, wenn du mich auch dort mal besuchst!

Zum Lesen

Hans Konrad Biesalski und Peter Grimm, *Taschenatlas Ernährung*, Thieme Verlag, Stuttgart/New York 2015

Jim Dawson, *Who Cut the Cheese?: A Cultural History of the Fart*, Ten Speed Press, Berkley 1999

Ibrahim Elmadfa und Claus Leitzmann, *Ernährung des Menschen*, UTB, Stuttgart 2015

Giulia Enders, *Darm mit Charme*, Ullstein Verlag, Berlin 2014

Nick Haslam, *Psychology in the Bathroom*, Palgrave Macmillan, London 2012

Thomas Saller, Sebastian Mauder und Simone Flesch, *Tabu – Versteckte Regeln und ungeschriebene Gesetze in Organisationen*, Haufe, Freiburg 2016

Justin und Erica Sonnenburg, *The Good Gut*, Penguin, New York 2015

Jürgen Stein und Till Wehrmann, *Funktionsdiagnostik in der Gastroenterologie*, Springer, Heidelberg 2006

Zum Anschauen

Alessio Fasano, »The Gut Is Not Like Las Vegas: What Happens in the Gut Does Not Stay in the Gut«, https://youtu.be/wha30RSxE6w

AsapSCIENCE, »Why Do We Like Our Own Farts?«, https://youtu.be/BPC7e8W8u18

Die Techniker, »Blähungen: Was im Darm passiert«, https://youtu.be/egJI5dxEi9I

Seeker, »What Your Farts Say About Your Health«, https://youtu.be/L-BL_NlYOmg

Snoozzze, »Pupsen: Mittel gegen den Gestank!«, https://youtu.be/5PX67afDTgI

Vsauce, »Fart Science«, https://youtu.be/Zt9rvaijpPY

DANK

Das Pups-Tabu zu schreiben bedeutete für mich die Renaissance der unglücklichsten Zeit meines Lebens. Zwar fand sie diesmal nur in meinem Kopf und auf dem Papier statt, sie fühlte sich deshalb aber nicht minder real an. Meine durch Blähungen bestimmten Jahre waren geschwängert vom Gestank der Verzweiflung, gezeichnet von Angst und Wut. Und doch wollte ich an diesen dunklen Ort zurückkehren – um dieses Buch zu schreiben, das dir hoffentlich dabei hilft, deine Verdauung, Darmwinde und Tabus im Allgemeinen besser zu verstehen. An dieser Stelle möchte ich mich daher zuallererst bei dir bedanken. Danke, dass du dem Thema und meiner Sichtweise eine Chance gegeben hast!

Das Buch zu schreiben wäre ohne die Mithilfe vieler kluger Menschen unmöglich gewesen. Falls ich im Folgenden versehentlich jemanden vergessen haben sollte, bitte ich aufrichtig um Entschuldigung und Kontaktaufnahme, damit ich mich persönlich bedanken und entschuldigen kann.

Ich danke Prof. Dr. Hartmut Schröder für seine Expertise und die verständliche Orientierungshilfe durch den Tabudschungel. Prof. Dr. med. Thomas Frieling, der mir mit seinen klugen Hinweisen zum Thema Verdauung und der Therapie von Verdauungsbeschwerden enorm weitergeholfen hat. Dr. Alessio Fasano, dem ich wichtige Hinweise zum Thema Gluten verdanke und der mit seiner wissenschaftlichen Arbeit Großartiges vollbringt. Nick Haslam, der mit *Psychology in the Bathroom* nicht nur ein wunderbares Buch geschrieben, sondern mich bei Fragen rund um den Zusammenhang von Verdauung und Psyche unterstützt hat. Louisa Dellert (www.fit-trio.com) danke ich für ihre Offenheit im Gespräch über Blähungen und andere Tabuthemen, die insbesondere die im Buch veranschaulichten Themengebiete Partnerschaft und Verdauungsprobleme sowie geschlechterspezifische Unterschiede im Umgang mit ebenjenen bereichert hat. Bei meinem Freund Jasper Caven bedanke ich mich für seinen allgemeinen fachlichen Input und bei Alina Moritz für die Schilderung ihrer Erfahrungen mit verschiedenen Therapiemaßnahmen. Sofia Konstantinidou und Lena Pfetzer, ich danke euch, dass ihr mit Laura für den kulinarischen Feinschliff des Buchs gesorgt habt. Ihr könnt allesamt besser kochen und Rezepte entwickeln, als ich es in hundert Jahren lernen könnte.

An alle, die bei so einem Thema verständlicherweise anonym bleiben wollten: Selbst wenn ihr namentlich nicht genannt werdet, schmälert das nicht euren Beitrag zum Buch.

Ich danke Dr. Günther Seitel, Aziz Azimi und Helen Blaschke für die Zeit und Geduld, die sie mir als aufgeblähtem Patienten entgegenbrachten. Lars Peter Lueg, dir ebenfalls ein großes Dankeschön für die Gespräche rund ums Schreiben, Buchveröffentlichen und Co. Du warst der Erste, der gesagt hat, ich solle es bei einem Publikumsverlag versuchen. Ein großes Dankeschön an meinen Literaturagenten Daniel Mursa, der trotz meines unkonventionellen Anschreibens sofort an mich glaubte. Er hat mich dazu ermutigt, es mit meinem *Pups-Tabu* bei einem Verlag zu versuchen. Und dank seiner Hilfe bin ich wortwörtlich über Nacht bei HEYNE gelandet.

Jessica Hein möchte ich für ihre tolle Betreuung und Unterstützung während der Buchentwicklung sowie den geduldigen Umgang mit meinen Fragen und Änderungswünschen danken. Herzlichen Dank an Sabrina Kiefer, die das Manuskript mit viel Sorgfalt lektoriert hat. Die Zusammenarbeit hat unheimlich viel Spaß gemacht, und ihre Ergänzungen, Verständnisfragen und das positive Nudging waren eine Bereicherung für mich – und in erster Linie für jeden Leser.

Ich danke jedem Einzelnen bei HEYNE dafür, dass so behutsam mit dem Buch umgegangen und Rücksicht auf meine Wünsche genommen wurde.

Laura, du warst für mich da, als ich nicht ich war. Du hast an mich geglaubt, als ich es selbst nicht tat. Erst deine liebenswürdige Unterstützung hat mich dieses Buch schreiben und überarbeiten lassen. Ich liebe dich mehr, als ich es in Worte fassen kann.

Carsten und Pascal, ich danke euch für all die inspirierenden Stunden und Gespräche während des kreativen Prozesses. Ihr seid spitze, Jungs!

Martina und Werner, ihr begleitet mich seit vielen Jahren auf meinem Weg. Ich danke euch von ganzem Herzen für alles, was ihr jemals für mich getan habt und noch immer tut! Und dir, Werner, wünsche ich noch viele Tausende Kilometer auf deinem geliebten Rennrad.

Lalá und Werner, ich kann mit Worten nicht beschreiben, was ihr mir bedeutet. Euer Rat ist Gold wert, und ich wünsche jedem Menschen so gute Freunde, wie ihr es seid.

Der letzte Dank gebührt meinen Eltern. Ich kann nicht sagen, wie froh ich bin, in eurer Obhut aufgewachsen zu sein. Auch wenn ich während meiner Punkphase sicherlich für das ein oder andere graue Haar gesorgt habe, wart ihr immer für mich da. Egal, wie viel Quatsch ich gemacht habe, ihr liebt mich mit einer Bedingungslosigkeit, die mich sprachlos macht. Ich liebe euch!

QUELLEN

1 Reimann, H. (1989). Tabu. In: Görres Gesellschaft (Hrsg.), *Staatslexikon. Recht Wirtschaft Gesellschaft in 5 Bänden* (S. 420–421). 7., völlig neu bearbeitete Auflage. Freiburg: Herder Verlag.
2 Lewis, R. D. (1996). *Handbuch internationale Kompetenz. Mehr Erfolg durch den richtigen Umgang mit Geschäftspartnern weltweit.* Frankfurt/New York: Campus Verlag.
3 Kuhn, F. (1987). Tabus. In: *Sprache und Literatur in Wissenschaft und Unterricht* (Vol. 60, S. 19–35).
4 Dudenredaktion (o. J.). Tabu. Abgerufen von Duden online: http://www.duden.de/rechtschreibung/Tabu#Bedeutung2
5 Reimann, 1989, S. 421.
6 Maletzke, G. (1996). *Interkulturelle Kommunikation. Zur Interaktion zwischen Menschen verschiedener Kulturen.* Opladen: Westdeutscher Verlag, S. 97.
7 Zöllner, N. (1997). *Der Euphemismus im alltäglichen und politischen Sprachgebrauch des Englischen.* Frankfurt am Main et al.: Peter Lang; Ullmann, S. (1962). *Semantics: an introduction to the science of meaning.* Oxford: Blackwell.
8 Schröder, H. (2003). Tabu. In: A. Wierlacher & A. Bogner (Hrsg.), *Handbuch interkulturelle Germanistik* (S. 307–316). Stuttgart: J. B. Metzler.
9 Betz, W. (1978). Tabu – Wörter und Wandel. In: *Meyers Enzyklopädisches Lexikon* (Vol. 23, S. 141–144). Mannheim et al.: Bibliografisches Institut.

10 Kuragina, L. P. (2014). Deutsche Sprachtabus: Versuch einer Klassifikation. Вісник Запорізького національного університету. Філологічні науки, 1, 232–239.

11 Weinberg, M. S., & Williams, C. J. (2005). Fecal matters: habitus, embodiments, and deviance. *Social Problems, 52* (3), 315–336.

12 Merrill, B. R. (1951). Childhood attitudes toward flatulence and their possible relation to adult character. *The Psychoanalytic Quarterly, 20* (4), 550–564.

13 Katzenhai. (12. September 2009). Warum stinken eigentlich Bierfürze so furchtbar? *Gutefrage.net.* Abgerufen von: http://www.gutefrage.net/frage/warum-stinken-eigentlich-bierfuerze-so-furchtbar

14 Weinberg & Williams, 2005, S. 328.

15 Merrill, 1951.

16 Levitt, M. D., Furne, J., Aeolus, M. R., & Suarez, F. L. (1998). Evaluation of an extremely flatulent patient: case report and proposed diagnostic and therapeutic approach. *The American Journal of Gastroenterology, 93* (11), 2276–2281.

17 Abbott, A. (08. Januar 2016). Scientists bust myth that our bodies have more bacteria than human cells. *Nature News.* Abgerufen von https://www.nature.com/news/scientists-bust-myth-that-our-bodies-have-more-bacteria-than-human-cells-1.19136

18 ThelHMC. (24. November 2014). *Alessio Fasano, M. D.: The gut is not like Las Vegas.* [Videodatei]. Abgerufen von http://youtu.be/wha30RSxE6w

19 Gérard, P. (2016). Gut microbiota and obesity. *Cellular and Molecular Life Sciences, 73* (1), 147–162.

20 Collins, M. D., & Gibson, G. R. (1999). Probiotics, prebiotics, and synbiotics: approaches for modulating the microbial ecology of the gut. *The American Journal of Clinical Nutrition, 69* (5), 1052s–1057s.

21 Penders, J., Thijs, C., Vink, C., Stelma, F. F., Snijders, B., Kummeling, I., ... Stobberingh, E. E. (2006). Factors influencing the composition of the intestinal microbiota in early infancy. *Pediatrics, 118* (2), 511–521.

22 Fanaro, S., Chierici, R., Guerrini, P., & Vigi, V. (2003). Intestinal microflora in early infancy: composition and development. *Acta Paediatrica, 92* (s441), 48–55.

23 Claesson, M. J., Jeffery, I. B., Conde, S., Power, S. E., O'Connor, E. M., Cusack, S., ... Fitzgerald, G. F. (2012). Gut microbiota composition correlates with diet and health in the elderly. *Nature, 488* (7410), 178–184.

24 Magee, E. A., Richardson, C. J., Hughes, R., & Cummings, J. H. (2000). Contribution of dietary protein to sulfide production in the large intestine: an in vitro and a controlled feeding study in humans. *The American Journal of Clinical Nutrition, 72* (6), 1488–1494.

25 Tomlin, J., Lowis, C., & Read, N. W. (1991). Investigation of normal flatus production in healthy volunteers. *Gut, 32* (6), 665–669.

26 Stanford Primary Care Clinics. (o. J.) *Patient Information. Gas in the digestive tract.* Abgerufen von http://sim.stanford.edu/resources/smg_patient_info/GAS09-09.pdf

27 Furne, J. K., & Levitt, M. D. (1996). Factors influencing frequency of flatus emission by healthy subjects. *Digestive Diseases and Sciences, 41* (8), 1631–1635.

28 Levitt et al., 1998.

29 van der Kolk, M. B. M., Bender, M. H. M., & Goris, R. J. A. (1999). Acute abdomen in mentally retarded patients: role of aerophagia. Report of nine cases. *The European Journal of Surgery, 165* (5), 507–511.

30 Basaran, U. N., Inan, M., Aksu, B., & Ceylan, T. (2007). Colon perforation due to pathologic aerophagia in an intellectually disabled child. *Journal of Paediatrics and Child Health, 43* (10), 710–712.

31 Haug, T. T., Mykletun, A., & Dahl, A. A. (2004). The association between anxiety, depression, and somatic symptoms in a large population: the HUNT-II study. *Psychosomatic Medicine, 66* (6), 845–851.

32 Haug, T. T., Mykletun, A., & Dahl, A. A. (2002). Are anxiety and depression related to gastrointestinal symptoms in the general population? *Scandinavian Journal of Gastroenterology, 37* (3), 294–298.

33 Appleby, B. S., & Rosenberg, P. B. (2006). Aerophagia as the initial presenting symptom of a depressed patient. *Primary Care Companion to the Journal of Clinical Psychiatry, 8* (4), 245–246.

34 Martens, U., Enck, P., Matheis, A., Herzog, W., Klosterhalfen, S., Rühl, A., ... Sammet, I. (2010). Motivation for psychotherapy in patients with functional gastrointestinal disorders. *Psychosomatics, 51* (3), 225–229.

35 Suarez, F. L., Springfield, J., & Levitt, M. D. (1998). Identification of gases responsible for the odour of human flatus and evaluation of a device purported to reduce this odour. *Gut, 43* (1), 100–104.

36 Snel, J., Burgering, M., Smit, B., Noordman, W., Tangerman, A., Winkel, E. G., & Kleerebezem, M. (2011). Volatile sulphur compounds in morning breath of human volunteers. *Archives of Oral Biology, 56* (1), 29–34.

37 Winham, D. M., & Hutchins, A. M. (2011). Perceptions of flatulence from bean consumption among adults in 3 feeding studies. *Nutrition Journal, 10* (1), 128.

38 Agah, S., Taleb, A. M., Moeini, R., Gorji, N., & Nikbakht, H. (2013). Cumin extract for symptom control in patients with irritable bowel syndrome: a case series. *Middle East Journal of Digestive Diseases, 5* (4), 217–222.

39 Onyenekwe, P. C., Njoku, G. C., & Ameh, D. A. (2000). Effect of cowpea (*Vigna unguiculata*) processing methods on flatus causing oligosaccharides. *Nutrition Research, 20* (3), 349–358.

40 Lavoie, A. (10. September 2009). Oldest-known fibers to be used by humans discovered. *Harvard Gazette*. Abgerufen von http://news.harvard.edu/gazette/story/2009/09/oldest-known-fibers-discovered

41 Max Rubner-Institut, Bundesforschungsinstitut für Ernährung und Lebensmittel. (2008). Nationale Verzehrsstudie II. Abgerufen von https://www.bmel.de/SharedDocs/Downloads/Ernaehrung/NVS_ErgebnisberichtTeil2.pdf?__blob=publicationFile

42 Schnorr, S. L., Candela, M., Rampelli, S., Centanni, M., Consolandi, C., Basaglia, G., ... Crittenden, A. N. (15. April 2014). Gut microbiome of the Hadza hunter-gatherers. *Nature Communications, 5* (3654). doi: 10.1038/ncomms4654

43 Catassi, C., Gatti, S., & Fasano, A. (2014). The new epidemiology of celiac disease. *Journal of Pediatric Gastroenterology and Nutrition, 59*, S. 7–9.

44 Rabbani, G. H., Larson, C. P., Islam, R., Saha, U. R., & Kabir, A. (2010). Green banana-supplemented diet in the home management of acute and prolonged diarrhoea in children: a community-based trial in rural Bangladesh. *Tropical Medicine & International Health, 15* (10), 1132–1139.

45 Rabbani, G. H., Teka, T., Saha, S. K., Zaman, B., Majid, N., Khatun, M., ... Fuchs, G. J. (2004). Green banana and pectin improve small intestinal permeability and reduce fluid loss in Bangladeshi children with persistent diarrhea. *Digestive Diseases and Sciences, 49* (3), 475–484.

46 Universität Hohenheim. (o. J.). *Steviolglykosid – ein Süßstoff aus der Pflanze Stevia rebaudiana BERTONI.* Abgerufen von https://stevia.uni-hohenheim.de

47 Suez, J., Korem, T., Zeevi, D., Zilberman-Schapira, G., Thaiss, C. A., Maza, O., ... Kuperman, Y. (2014). Artificial sweeteners induce glucose intolerance by altering the gut microbiota. *Nature, 514* (7521), 181–186.

48 Haslam, N. (2012). *Psychology in the Bathroom.* London: Palgrave Macmillan.

49 Bundesamt für Verbraucherschutz und Lebensmittelsicherheit & Paul-Ehrlich-Gesellschaft für Chemotherapie e. V. (2016). *GERMAP 2015 – Bericht über den Antibiotikaverbrauch und die Verbreitung von Antibiotikaresistenzen in der Human- und Veterinärmedizin in Deutschland.* Rheinbach: Antiinfectives Intelligence Gesellschaft für klinisch-mikrobiologische Forschung und Kommunikation mbH.

50 D'Souza, A. L., Rajkumar, C., Cooke, J., & Bulpitt, C. J. (2002). Probiotics in prevention of antibiotic associated diarrhoea: meta-analysis. *BMJ, 324* (7350), 1361.

51 Ford, A. C., Quigley, E. M., Lacy, B. E., Lembo, A. J., Saito, Y. A., Schiller, L. R., ... Moayyedi, P. (2014). Efficacy of prebiotics, probiotics, and synbiotics in irritable bowel syndrome and chronic idiopathic constipation: systematic review and meta-analysis. *The American Journal of Gastroenterology, 109* (10), 1547–1561.

52 Eckburg, P. B., Bik, E. M., Bernstein, C. N., Purdom, E., Dethlefsen, L., Sargent, M., ... Relman, D. A. (2005). Diversity of the human intestinal microbial flora. *Science, 308* (5728), 1635–1638.

53 Huff, B. A. (2004). Caveat emptor. »Probiotics« might not be what they seem. *Canadian Family Physician, 50* (4), 583–587.

54 Whorwell, P. J., Altringer, L., Morel, J., Bond, Y., Charbonneau, D., O'Mahony, L., ... Quigley, E. M. (2006). Efficacy of an encapsulated probiotic Bifidobacterium infantis 35624 in women with irritable bowel syndrome. *The American Journal of Gastroenterology, 101* (7), 1581–1590.

55 Kajander, K., Hatakka, K., Poussa, T., Färkkilä, M., & Korpela, R. (2005). A probiotic mixture alleviates symptoms in irritable bowel syndrome patients: a controlled 6-month intervention. *Alimentary Pharmacology & Therapeutics, 22* (5), 387–394.

56 Kim, H. J., Vazquez Roque, M. I., Camilleri, M., Stephens, D., Burton, D. D., Baxter, K., ... Zinsmeister, A. R. (2005). A randomized controlled trial of a probiotic combination VSL# 3 and placebo in irritable bowel syndrome with bloating. *Neurogastroenterology & Motility, 17* (5), 687–696.

57 Haslam, 2012.

58 Haug et al., 2002.

59 Cigrang, J. A., Hunter, C. M., & Peterson, A. L. (2006). Behavioral treatment of chronic belching due to aerophagia in a normal adult. *Behavior Modification, 30* (3), 341–351.

60 Haslam, 2012.

61 Keefer, L., & Blanchard, E. B. (2001). The effects of relaxation response meditation on the symptoms of irritable bowel syndrome: results of a controlled treatment study. *Behaviour Research and Therapy, 39* (7), 801–811.

62 Jarrett, M., Heitkemper, M., Cain, K. C., Burr, R. L., & Hertig, V. (2000). Sleep disturbance influences gastrointestinal symptoms in women with irritable bowel syndrome. *Digestive Diseases and Sciences, 45* (5), 952–959.

63 Lu, W. Z., Gwee, K. A., & Ho, K. Y. (2006). Functional bowel disorders in rotating shift nurses may be related to sleep disturbances. *European Journal of Gastroenterology & Hepatology, 18* (6), 623–627.

64 Tchibo. (2015). *Kaffee in Zahlen*. Hamburg: brand eins wissen.

65 Cornelis, M. C., El-Sohemy, A., Kabagambe, E. K., & Campos, H. (2006). Coffee, CYP1A2 genotype, and risk of myocardial infarction. *Jama, 295* (10), 1135–1141.

66 Heinrich, H., Goetze, O., Menne, D., Iten, P. X., Fruehauf, H., Vavricka, S. R., ... Fox, M. (2010). Effect on gastric function and symptoms of drinking wine, black tea, or schnapps with a Swiss cheese fondue: randomised controlled crossover trial. *BMJ, 341*, c6731.

67 Wilmot, E. G., Edwardson, C. L., Achana, F. A., Davies, M. J., Gorely, T., Gray, L. J., ... Biddle, S. J. (2012). Sedentary time in adults and the association with diabetes, cardiovascular disease and death: systematic review and meta-analysis. *Diabetologia, 55* (11), 2895-2905.

68 Lee, I. M., Shiroma, E. J., Lobelo, F., Puska, P., Blair, S. N., Katzmarzyk, P. T., & Lancet Physical Activity Series Working Group. (2012). Effect of physical inactivity on major non-communicable diseases worldwide: an analysis of burden of disease and life expectancy. *The Lancet*, 380 (9838), 219-229.

69 Johannesson, E., Simrén, M., Strid, H., Bajor, A., & Sadik, R. (2011). Physical activity improves symptoms in irritable bowel syndrome: a randomized controlled trial. *The American Journal of Gastroenterology*, 106 (5), 915-922.

70 Dainese, R., Serra, J., Azpiroz, F., & Malagelada, J. R. (2004). Effects of physical activity on intestinal gas transit and evacuation in healthy subjects. *The American Journal of Medicine, 116* (8), 536-539.

71 Villoria, A., Serra, J., Azpiroz, F., & Malagelada, J. R. (2006). Physical activity and intestinal gas clearance in patients with bloating. *The American Journal of Gastroenterology, 101* (11), 2552-2557.

72 Niaki, M. T., Atarod, Z., Omidvar, S., Zafari, M., Aghamohammadi, A., Asadi, T., & Rastegar, T. (2016). Comparing the effects of cumin, peppermint, and milk of magnesia on gastrointestinal complications after Caesarean section. *Global Journal of Health Science, 8* (12), 78-86.

73 Agah et al., 2013.

74 Hajlaoui, H., Mighri, H., Noumi, E., Snoussi, M., Trabelsi, N., Ksouri, R., & Bakhrouf, A. (2010). Chemical composition and biological activities of Tunisian Cuminum cyminum L. essential oil: a high effectiveness against Vibrio spp. strains. *Food and Chemical Toxicology, 48* (8), 2186-2192.

75 Okeniyi, J. A., Ogunlesi, T. A., Oyelami, O. A., & Adeyemi, L. A. (2007). Effectiveness of dried Carica papaya seeds against human intestinal parasitosis: a pilot study. *Journal of Medicinal Food, 10* (1), 194–196.

76 Kaur, L., Rutherfurd, S. M., Moughan, P. J., Drummond, L., & Boland, M. J. (2010). Actinidin enhances protein digestion in the small intestine as assessed using an in vitro digestion model. *Journal of Agricultural and Food Chemistry, 58* (8), 5074–5080.

77 Margolin, K. A., & Green, M. R. (1984). Polymicrobial enteric septicemia from coffee enemas. *Western Journal of Medicine, 140* (3), 460.

78 Eisele, J. W., & Reay, D. T. (1980). Deaths related to coffee enemas. *Jama, 244* (14), 1608–1609.

79 Mishori, R., Otubu, A., & Jones, A. A. (2011). The dangers of colon cleansing. *Journal of Family Practice, 60* (8), 454–457.

80 Lindgren, T., Runeson, R., Wahlstedt, K., Wieslander, G., Dammström, B. G., & Norbäck, D. (2012). Digestive functional symptoms among commercial pilots in relation to diet, insomnia, and lifestyle factors. *Aviation, Space, and Environmental Medicine 83* (9), 872–878.

81 Pommergaard, H. C., Burcharth, J., Fischer, A., Thomas, W. E., & Rosenberg, J. (2013). Flatulence on airplanes: just let it go. *The New Zealand Medical Journal, 126* (1369), 68–78.

82 Muhm, J. M., Rock, P. B., McMullin, D. L., Jones, S. P., Lu, I. L., Eilers, K. D., ... McMullen, A. (2007). Effect of aircraft-cabin altitude on passenger discomfort. *The New England Journal of Medicine, 357* (1), 18–27.

83 Fox News. (18. Januar 2016). Handwritten plea to flight attendant about ›farting‹ passenger goes viral. *Fox News Travel.* Abgerufen von: http://www.foxnews.com/travel/2016/01/18/handwritten-plea-for-help-to-flight-attendant-about-farting-passenger-goes.html

84 Sanjoaquin, M. A., Appleby, P. N., Spencer, E. A., & Key, T. J. (2004). Nutrition and lifestyle in relation to bowel movement frequency: a cross-sectional study of 20.630 men and women in EPIC-Oxford. *Public Health Nutrition, 7* (1), 77–83.

Wer länger sitzt, ist früher tot!

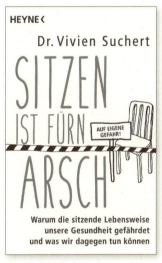

978-3-453-60437-7

Evolutionär ist der Mensch zum Laufen gemacht. Doch was tun wir?
Ob Auto, Büro oder Sofa – wir wechseln von einer Sitzgelegenheit zur
nächsten. Die Folgen: Rückenbeschwerden, Übergewicht und Diabetes
bis hin zu Depressionen, Herzkrankheiten und Krebs. Dabei können wir
viel für unsere Gesundheit tun, wenn wir nur öfter unseren Hintern
hochbekommen. Die junge Wissenschaftlerin Vivien Suchert verrät
einfache Tricks für mehr Bewegung im Haushalt, im Job und in der
Freizeit und erklärt unterhaltsam, wie wir das Laufen verlernt haben,
wo Sitzfallen lauern und warum Sport nur die halbe Miete ist.

Leseprobe unter **www.heyne.de**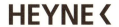